百病食疗，看这本就够了

朱天荣 主编

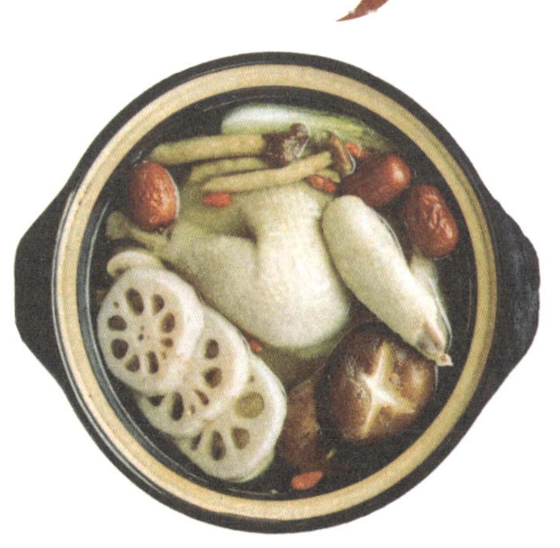

中国科学技术出版社
·北 京·

图书在版编目（CIP）数据

百病食疗，看这本就够了 / 朱天荣主编 . -- 北京：中国科学技术出版社，2024. 10. -- ISBN 978-7-5236-1111-1

Ⅰ. R247.1

中国国家版本馆 CIP 数据核字第 2024X1B024 号

策划编辑 卢紫晔 崔小荣 孙海婷
责任编辑 曹小雅
封面设计 宋宜展
正文设计 宋宜展
责任校对 邓雪梅 张晓莉
责任印制 李晓霖

出　　版 中国科学技术出版社
发　　行 中国科学技术出版社有限公司
地　　址 北京市海淀区中关村南大街 16 号
邮　　编 100081
发行电话 010-62173865
传　　真 010-62173081
网　　址 http://www.cspbooks.com.cn

开　　本 710mm × 1000mm 1/16
字　　数 149 千字
印　　张 10
版　　次 2024 年 10 月第 1 版
印　　次 2024 年 10 月第 1 次印刷
印　　刷 鸿鹄（唐山）印务有限公司
书　　号 ISBN 978-7-5236-1111-1 / R · 3361
定　　价 58.00 元

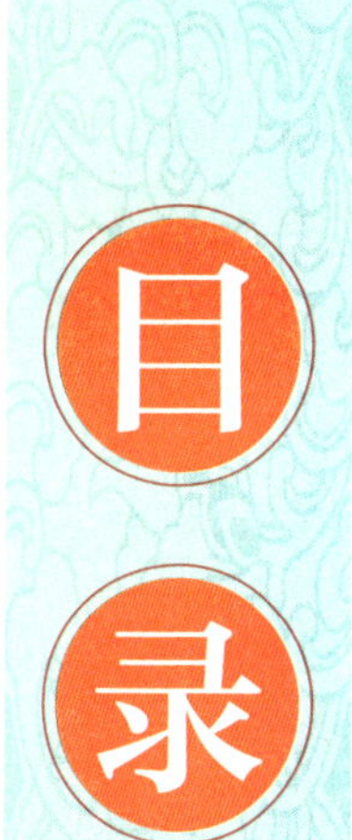

第一章 防病养病饮食理念

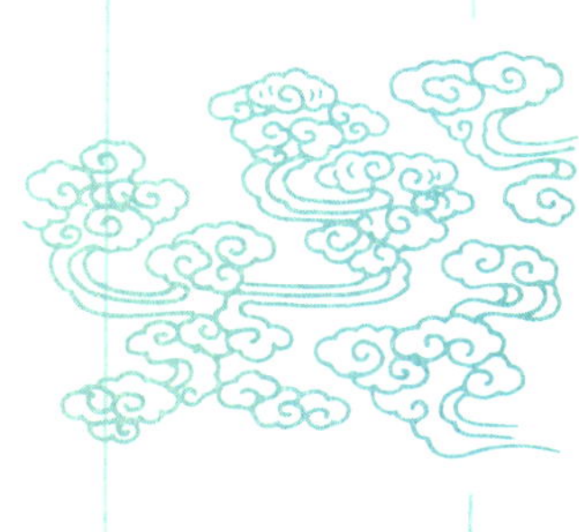

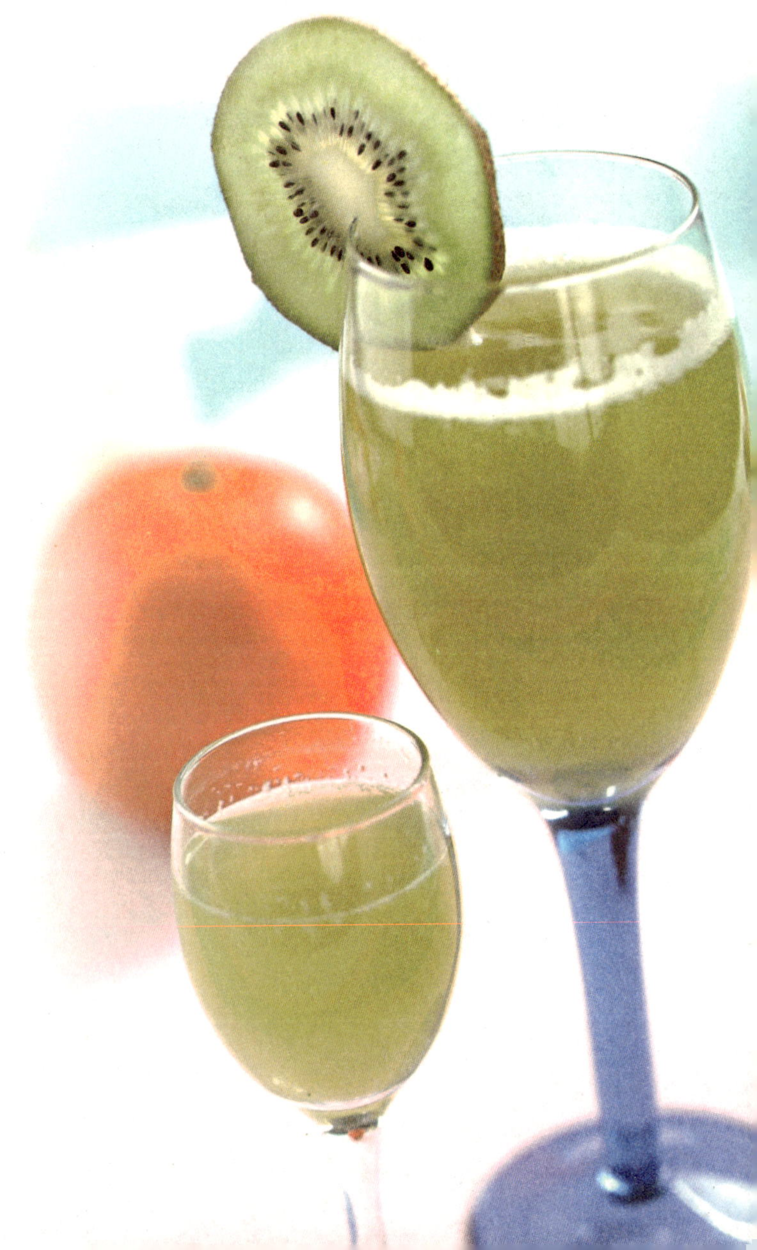

第二章 常见病症饮食宜忌

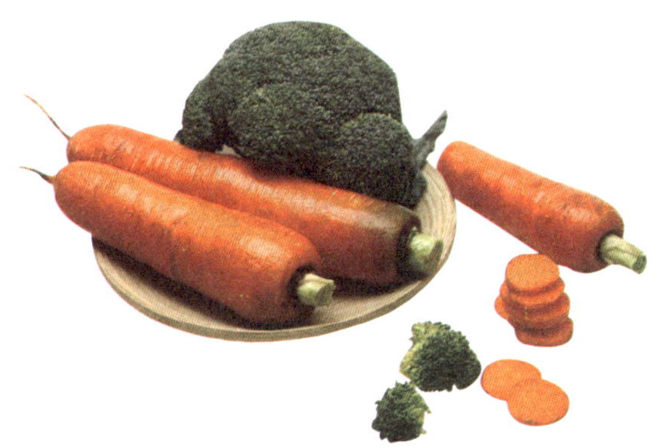

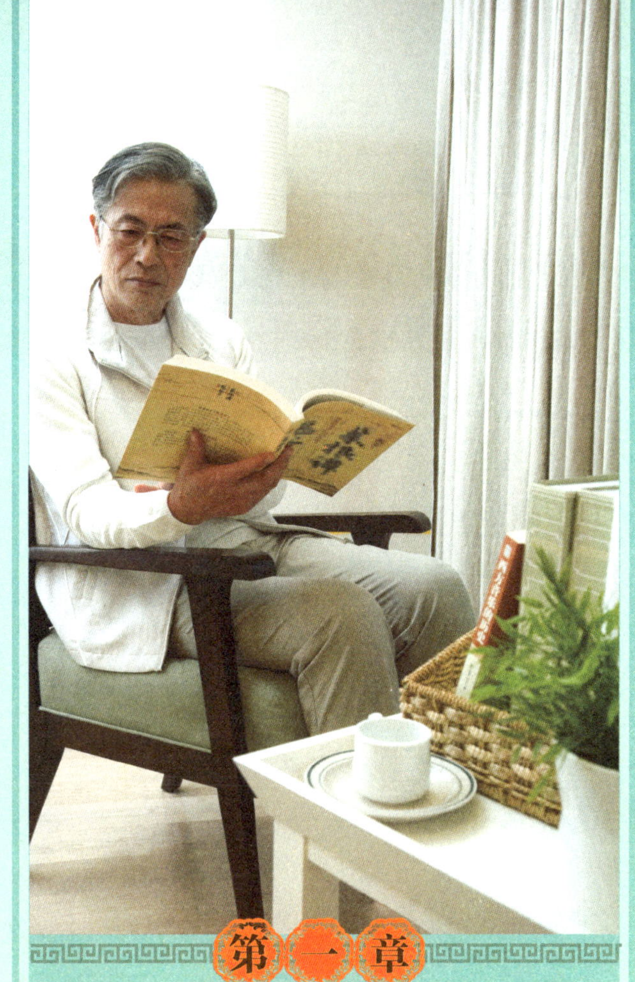

第一章

防病养病饮食理念

随着物质条件的不断丰富，人们从单纯地追求吃饱过渡到了追求吃好，健康成为人们越来越关注的话题。本章分别介绍了好的饮食习惯、不同食物间的搭配宜忌、食物的选购加工技巧、防病所需营养素等内容，教人们掌握饮食宜忌的必备基本知识。

防病需要建立的饮食习惯

少吃糖

糖类可分为以下三种：单糖（葡萄糖、果糖）、双糖（蔗糖、麦芽糖、乳糖）及多糖（淀粉、纤维素）。其中，单糖、双糖都会使血糖急剧升高，且易引起脂肪堆积，所以应尽量少吃甜食及精制糖类制品，如糖果、饼干、蛋糕、巧克力、奶昔、炼乳、蜂蜜、汽水、罐装果汁、冰激凌、中西式点心及节庆时的食品等。

如果确实非常想吃甜食，最好选用糖分较低的水果或少量食用甜品。

少食油

在烹饪时，应多采用清蒸、汆烫、凉拌、炖煮等方式，少用油炸、油煎处理食物，以免摄取过多脂肪。炒菜宜选用单不饱和脂肪酸含量高的油，如橄榄油；少用饱和脂肪酸含量高的油，如猪油、牛油等。此外，应选择脂肪量较少的鸡肉、鱼肉等肉类或豆类，避开加工制品，以免摄入太多隐藏油脂。

低盐饮食

盐的摄入要适量（每日不超过5克），如此才可避免患高血压病、心脏病和肾病。平时应限制食用含盐高的食品，包括腌制食物，如泡菜、酱瓜、萝卜干、卤肉、腐乳；烟熏或炭烤食品，如香肠、板鸭、腊肉、火腿；罐头食品，如肉酱、沙丁鱼；以及米线、炒饭、蜜饯、饼干等食品。此外，调味品，如味精、番茄酱、味噌也应节制使用。

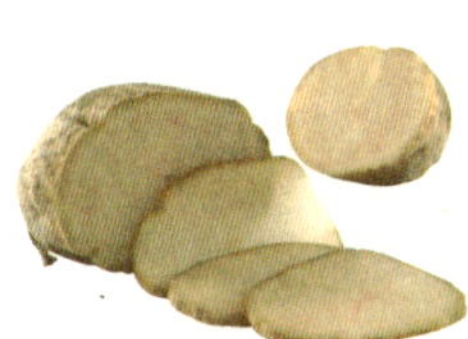

● 应限制食用含盐高的腌制食物。

多吃富含膳食纤维的食物

膳食纤维可以增加饱腹感，减少不必要的热量摄取，还能帮助清肠胃、降血脂，延缓血糖上升的速度，预防便秘及肥胖症等多种疾病发生。所以，日常饮食应以高纤维食物为主，如以全谷类及其制品

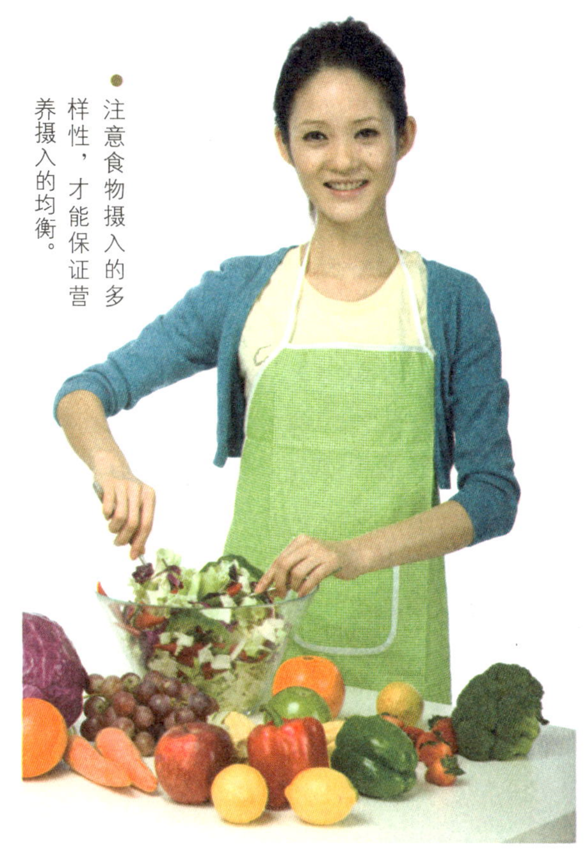
注意食物摄入的多样性，才能保证营养摄入的均衡。

来取代精制的白米饭或面条、面包片；每天至少食用5种蔬果，而且最好是膳食纤维含量高的。此外，选用干豆类（如黄豆、绿豆）来取代部分肉类，或是以添加代糖的绿豆汤作为甜品，都是增加膳食纤维摄入量的好方法。

另外，食物是多种多样的，各种食物所含的营养成分也是不完全相同的。单靠一种或少量几种食物不能提供人体所需的全部营养素。所以，只有适度均衡摄取多种食物，才能确保人体营养平衡。

《中国居民膳食指南》（2022版）指出，“食物多样”起码包括以下五大类：谷薯类、蔬菜和水果、动物性食物、奶及奶制品和大豆类及坚果类、盐和油。

此外，“适度”是指各种食物的摄入量要与人体的需要相吻合。过多或过少都会影响人体的健康；“均衡”是指各种食物的比例应该合理，即应达到最接近人体吸收并可维持生理健康的模式。以上这些构成了平衡膳食的基础。

饮食宜清淡

饭菜应以清淡易消化为主，避免过度食用具有刺激性的食品，最好使用天然佐料与调味料来调配菜肴的色、香、味。食材宜经常变化，依季节选择当季容易消化的新鲜优质食材，以达到均衡营养的目的。进餐时应细嚼慢咽，并保持心情愉快，这样可以避免饮食过量，有助于消化。

总而言之，疾病的发生与不当的饮食观念、食物的选择和制作都有着密切的关系，只有建立合理的膳食结构，养成正确的饮食习惯，才能维护并促进健康。现代社会中，慢性疾病的发病率已经超过急性传染病，成为健康的最大杀手。

只有大力倡导全民关注保健养生，养成正确的营养观念，并落实在日常饮食生活中，才能使大家远离疾病、保持健康。

每天早餐不可少

早餐是一天中食物最不容易转变成脂肪的一餐，且营养成分最容易被人体消化吸收。如果将早餐省下，吃午餐时胃口就会大开，吃进的食物量也会增多，对减肥瘦身更不利，所以早餐很重要。早餐、午餐和晚餐的食量比例最好是3：4：3，这样一天所摄入的食物精华就会在体力最旺盛的时间内被消耗掉。从质量上来说，要有足够的蛋白质和热量；从数量上来说，应不少于一日三餐总量的30%。因此，早餐不能随意吃，更不能不吃，应该每天都吃并坚持吃好。

每餐只吃七分饱

人类的肠道就像一条公路，如果经常吃得过饱，肠道内就会累积大量的宿便，也会出现“塞车”现象。随着宿便在体内不断地腐败和发酵，体内会产生多种有毒物质，它们被人体吸收后，会降低人体免疫力，诱发各种疾病，严重影响人体健康。

如果人们能够养成控制饮食的好习惯，坚持每餐只吃七分饱，就会给胃肠道提供充分的休息时间，摄入的营养成分也会得到充分的消化和吸收，并将废弃物完全排泄出体外，从而避免在体内沉积。所以，应坚持做到每餐只吃七分饱。

杜绝“垃圾食品”，多食天然食物

随着时代的进步，人们的饮食内容逐渐西化，国外的一些“洋快餐”，如汉堡、鸡块、薯条、比

● 人们应该多选择健康天然的食物，坚决杜绝垃圾食品。

萨、汽水、可乐等，在人们的饮食内容中扮演着重要角色。虽然这些“洋快餐”花样种类繁多，但其中又有多少营养呢?

这些其实都是高糖、高淀粉、高油脂、高热量的食物，而人体所需的维生素、矿物质、植物营养素都很缺乏。

所以，如果想要拥有一个健康的身体，还需养成多吃天然食物的好习惯。所谓的天然食物，一般是指在自然界中生长、未经加工或仅经过少量加工的食物，这类食物往往相对健康安全、营养丰富且无污染。摄取无污染的天然食物，便可以为人体补充大量的优质营养成分。

经常变换食用油

油脂的营养价值主要取决于油脂中的饱和脂肪酸、单不饱和脂肪酸和多不饱和脂肪酸的含量及比例。联合国粮食及农业组织和世界卫生组织认为，这三类脂肪酸比例以1∶1∶1为最佳。此处的1∶1∶1并不是说食用油中的三类脂肪酸能够达到1∶1∶1，而是食用油和食物搭配后达到这一比例。

不同食用油的脂肪种类和比例各不相同，长期食用一种食用油不利于健康，应该经常变换食用油，或选用调和油。

戒烟少酒

吸烟对健康的危害极大。吸烟可导致肺部疾病、癌症和心脑血管疾病等数十种疾病。吸过烟或者是少量吸烟的人，只要及时戒烟，就能在一定程度上避免罹患上述疾病。

适度饮酒虽然对心血管有些益处，但人到中年后，最好不要饮酒。因为随着年龄的增长，体内酒精代谢的过程就会变慢，这样酒精对人的伤害作用就更加明显。所以，中老年人最好不要饮酒。青年人虽然在工作和生活中避免不了一些应酬需要饮酒，但是也要注意不要饮酒过量。

适当多喝水，病症不来袭

水是生命之源，多数营养物质需要溶解在水中才能被人体吸收利用。故适当多喝水有预防和缓解心脑血管疾病、通利大便、美容养颜的益处。

水喝少了可能造成血液浓缩，使含氮废物无法排出，长此以往对身体不利。

所以，养成适当多喝水的好习惯，不要等到渴了再喝。

注意食物搭配对防病有好处

我们都知道，穿衣要讲究搭配，饮食也是一样，单纯只吃一种食材肯定是不行的，会因营养不全面而生病。这是因为，人体需要的营养是多方面的。从人类的进化历史来看，必须有多种多样的食物才能满足营养均衡的需要。膳食偏简求精，实则有害无益，特别对生长发育不利。因此，在我们日常的饮食中，应该注意食物搭配，以保证营养的全面摄取。

宜忌搭配

在我们的饮食中，隐藏着众多的“杀手”——不合理的食物搭配。这些不合理的搭配要么是破坏了食物原有的营养成分，要么是彼此间发生了化学反应，产生了对人体健康不利的物质，有的甚至产生了可以致命的毒素。所以，合理的食物搭配对人体健康起着至关重要的作用。

如果食物搭配科学得当，会对人体的营养吸收产生事半功倍的效果。比如生姜加上醋，摇身一变就是缓解恶心和呕吐的妙方。所以，只有宜、忌调配得当，才能更利于人体的营养摄入和吸收利用，并产生独特的食疗功效。这是科学搭配食物最重要的益处。

粗细搭配

对于20世纪70年代以前出生的人来说，“顿顿吃细粮”曾经是人们对于“过上好日子”的一种美好定义。

实际上，这却是一种比较严重的饮食误区。人体要健康，一方面要不断地吸收有益的养料，另一方面要不断地消除有害的废料，吐故纳新，生生不息。而排除废料，使胃肠道“清洁”起来，一条重要的捷径，就是求助于“粗粮”，因为它们含有丰富的膳食纤维，可以帮助我们清理肠道。吃得过细、过精容易使我们的肠道发生“交通拥堵”。

所以，在日常饮食中，我们应该采取粗细搭配的原则，尽可能多吃一些富含膳食纤维的食品，如杂粮及胡萝卜、竹笋等。

荤素搭配

荤食，主要是指含有动物性蛋白质比较多的肉类及海鲜；素食，主要指含有植物性蛋白质较多的水果和蔬菜。

荤菜和素菜在营养结构上差别很大，比如荤食中主要含有蛋白质、脂肪及矿物质，几乎没有膳食纤维，而素菜中单糖、双糖、多糖及膳食纤维的含量都相当丰富。所以，荤菜和素菜在营养价值上有很大的互补性，两者搭配食用可明显提高营养价值。

酸碱搭配

曾经流行一时的“酸碱体质”理论并不科学，但酸碱性食物的区分还是有的。人们通过合理的酸碱均衡搭配，可以达到健康的目的。一般来说，每天摄入食物的酸碱比例应为1∶3或1∶4，在这种饮食习惯下，人体健康系数最高，患慢性病的风险最小。所以，我们应该注意日常饮食中的酸碱搭配。那么，哪些食物属于酸性食物，哪些食物属于碱性食物呢？

◎**酸性食物：**面粉、酒、白糖、汽水、啤酒、糖果、果酱及所有的肉类和谷类食物等。

◎**碱性食物：**菊花、薄荷、豆类及豆制品、茶、菌类、杏仁、乳类、薯类、海藻类、新鲜的蔬菜和水果等。

海陆搭配

海洋和陆地是两个差异极大的生态环境，因此海洋生物与陆地生物体内所含有的营养物质大不相同，并且两者在营养成分上具有互补性。比如，陆生植物往往缺碘，而海洋植物则含碘丰富。多数陆地植物100克鲜品中仅含碘50微克左右，而同样重量的海带中碘含量则高达1万微克。所以，生活在陆地上的我们在食用陆生食物的同时，千万不要忘了经常去“海洋”里寻找些补养食物，如鱼类、紫菜、海带及贝类等。

冷热搭配

食物大体可分为温热性食物、寒凉性食物及平性食物。由于人的体质也有寒、热、温、凉、平之分，所以我们在吃东西时，要根据自己的体质来选用适当食性的食物。这是根据中医膳食理论提出的原则。

具体地讲，就是寒凉体质的人

宜食温热性食物，而温热体质的人宜食寒凉性食物。这样可以调节人体阴阳平衡，促进身体协调发展。

常见的寒凉性食物

大麦、小麦、小米、莴笋、生菜、荠菜、苋菜、竹笋、芦笋、茭白、荸荠、莲藕、百合、西葫芦、黄瓜、冬瓜、丝瓜、西瓜、苦瓜、茄子、绿豆芽、黄豆芽、苹果、香蕉、柿子等。

常见的温热性食物

辣椒、大蒜、韭菜、洋葱、胡椒、花椒、桂皮、茴香、荔枝、山楂、樱桃、石榴、黄鳝、鲢鱼、糯米等。

常见的平性食物

大米、玉米、黄豆、豌豆、扁豆、花生、芝麻、香椿、茼蒿、菠菜、胡萝卜、山药、南瓜、番茄、土豆、栗子、香菇、黑木耳、银耳、葡萄、海蜇、海参、带鱼等。

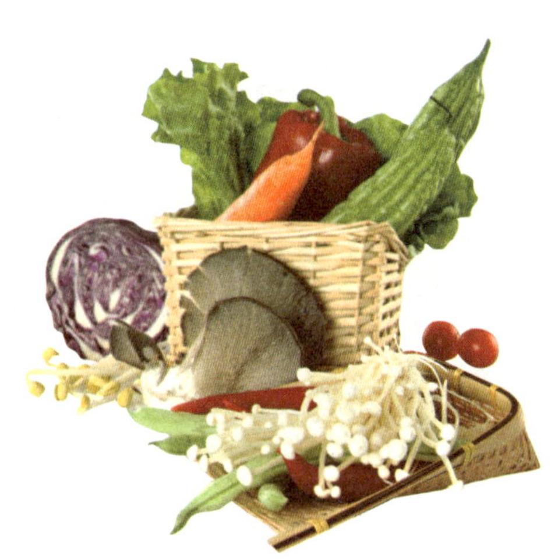

亚健康会导致身体素质变差

现代社会工作节奏越来越快，竞争压力越来越大，这让很多人疲惫不堪，处于亚健康状态，这是身体素质变差的主要原因，如果持续下去，就可能会导致更严重的疾病，所以一定要学会调节。

第一，要善于给身体放松减压。学习、工作忙碌之余，学会放松自己，投身大自然或放松的娱乐活动中，以缓解身体上的疲惫。

第二，放松心情，减轻负担。伤心或心情低落时多找人来倾诉，学会放下烦恼和忧愁，让心情好起来。

第三，坚持锻炼。亚健康的调整还需要多运动，如瑜伽、打球、散步、跑步等运动，都能合理调节身体。

注意饮食卫生，警惕饮食误区

饮食的卫生决定着我们的健康。如果在卫生这一重要环节出了差错，就难以保证食物的卫生安全，我们的健康也必然受到影响。所以，身体健康也离不开卫生的保障。

不能用手抓取食物

虽然我们在接触食品前通常都会洗手，但是有时不见得就会洗得很干净，我们最好养成不用手抓取食物的习惯。因为一旦手没有洗得很干净，食物就会沾上细菌，人很容易因吃了不干净的食物而出现食物中毒的现象。

饭前要洗嘴唇

一般人习惯在早晨和晚上洗脸，在饭前洗手。但平时在其他情况下，如呼吸、吃零食、喝饮料等，都会使嘴受到不同程度的污染。如果在午饭、晚饭前只洗手，而不同时将嘴唇洗干净，同样也是不够卫生的，至于抽烟者就更不用说了。

俗话说，病从口入。所以，在进餐之前，养成将手和嘴唇同时洗干净的习惯，对人的健康是十分有益的。

塑料布铺餐桌是不健康的做法

有些家庭喜欢用塑料布当桌布，这样一来既可以保持桌面洁净，还能美化餐厅环境。殊不知，塑料布大多是以聚氯乙烯为原料制成的，含有毒物质，如脲醛塑料所含的游离酚和游离醛就是有毒物质。

使用塑料布铺桌面，虽然餐桌得到了保护，环境得到了美化，但吃饭使用的碗筷等餐具都可能直接与塑料布接触，甚至食物也可能被直接放在塑料布上。这样一来，塑

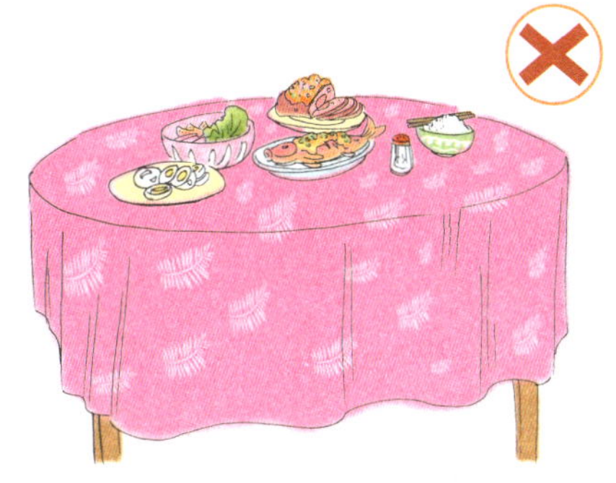

料布中的有毒物质会随着筷子及食物进入人体，久而久之，有毒物质会在体内大量沉积，对健康造成一定的影响，甚至能引发相关疾病。由此看来，用塑料布铺餐桌并不是明智之举，必须及时改正。

用流动的水洗蔬果

有人喜欢用盐或清洗剂清洗蔬果，其实效果都不大好，若清洗不干净反而会残留清洁剂于蔬果上。

因此，最好的清洗蔬果的方式就是以流动的水逐个清洗，这种方法是最安全有效的。

蔬果最适合现吃现洗

从市场买回来蔬菜和水果之后，不要把所有蔬果先洗好再保存，因为这样的话，无论是将蔬果放置于室温下或是冰箱中，都会加速蔬果的腐烂。因此，应现吃现洗。

不宜将食物久存在冰箱内

冰箱是保持食物新鲜的重要工具，自从有了冰箱，许多人就以为万事大吉，无论是新买来的还是剩下的食品，统统被塞进了冰箱里“保鲜”，以为这样最“保险”。

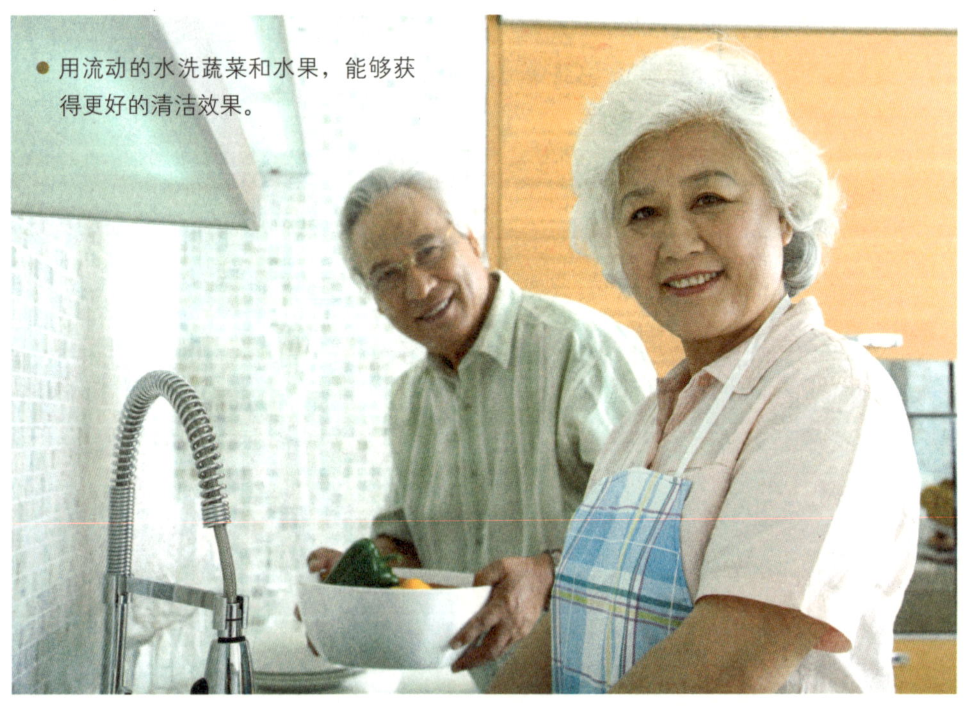

用流动的水洗蔬菜和水果，能够获得更好的清洁效果。

其实这种做法是很不可取的。冰箱贮存食物的原理是放慢了微生物生长繁殖的速度，但认为冰冻的食物没有细菌是完全错误的。有的细菌专门在低温下生活、繁殖，如肝炎病毒、流感病毒、大肠杆菌、沙门菌等；如新鲜蔬菜中含有小肠细菌，能在4℃以下繁殖。人们食用了这些被细菌污染的食品，就会出现恶心、呕吐、腹痛等症状，甚至导致痢疾、食物中毒和肠炎等疾病的发生。所以，你的冰箱再高级，也不是“保险箱”，还是不要将食物放在其中久存。

此外，食物在冰箱中存放久了，还会因互相串味而失去原有的鲜美味道，甚至有一种难闻的臭味。这是因为食物中含有挥发性物质、气味扩散到了冰箱空气中，微生物的繁殖和大量挥发性物质的逸出导致了臭味的形成。如果您家中冰箱出现臭味，那就是在提醒您赶快清理冰箱中的“垃圾食品”。

莫用卫生纸代替餐巾纸

有些人习惯性用卫生纸擦嘴、擦水果或擦餐具，这是极不卫生的习惯。正规的餐巾纸是质地柔软、纸质上乘、经过严格的消毒处理、用细菌不能侵入的包装密封的产品，而那些未经消毒或消毒不彻底的普通卫生纸，根本不符合起码的卫生要求，只能在卫生间或与餐具、饮食无关的地方使用。倘若用卫生纸代替餐巾纸，那么在擦嘴、餐具和水果过程中，细菌会不知不觉地进入人体，影响人的健康。

不宜选用油漆筷子

油漆中含有许多化学成分，一旦进入人体会对健康造成影响。油漆属大分子有机化学涂料，一般含有硝基、氨基、苯、铅等有害成分。尤其是硝基在人体内与氮质产物结合形成亚硝基类物质，具有强烈的致癌作用。油漆筷子在使用过程中会导致油漆脱落，而脱落的油漆会随食物进入人体，损害健康。

另外，食物与油漆筷子接触过程中，一些有毒成分也会随食物一起进入人体，对身体造成不良影响。所以，最好不用油漆筷子。

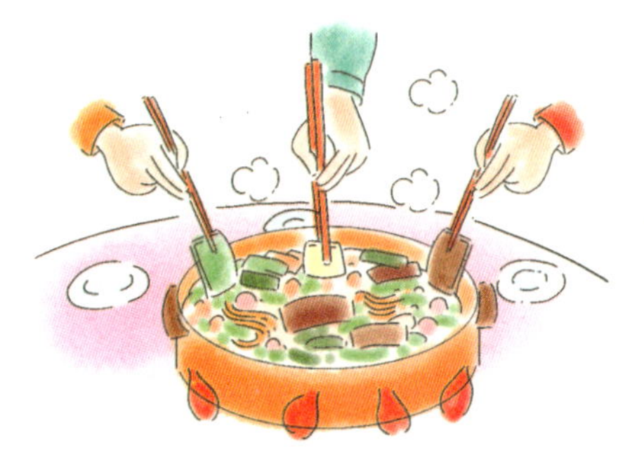

防病须知的食物选购储存与加工烹调技巧

常见食物选购的小妙招

如何选购优质大米

优质的大米硬度大。硬度越大，蛋白质含量越高，透明度也越高。大米腹部常有一个不透明的白斑，白斑在大米粒中心部分被称为“心白”，在外腹部被称为“外白”，一般含水分过高和不够成熟的稻谷，腹白较大。观察大米的爆腰，有爆腰的大米营养价值低。米粒发黄的大米质量差，选购时，必须观察黄粒米的多少。另外，米粒中含“死青”粒较多，米的质量也差。大米陈化现象较重，陈米的色泽变暗，黏性降低，失去大米原有的香味。挑选时要认真观察米粒颜色，表面呈灰粉状或有白道间纹的是陈米，量越多则说明大米越陈旧。

大米

如何选购黑米

优质黑米有光泽，米粒大小均匀，很少有碎米，无虫，不含杂质。黑米的黑色集中在皮层，胚乳仍为白色，因此，将米粒外面皮层全部刮掉，观察米粒是否呈现白色，若不是白色，则极有可能是人为染色。向黑米哈一口热气，然后立即闻气味，优质黑米具有正常的清香味，无其他异味；劣质黑米有霉变气味或其他异味。取几粒黑米放入口中细嚼，优质黑米味佳，微甜，无任何异味；劣质黑米无味道，或微有酸味、苦味及其他不良味道。

如何选购面粉和面制品

优质面粉呈乳白色，面制品色泽玉白，但也并非越白越好。凡符合国家标准的面粉和面制品，手感细腻，粉粒匀细；伪劣面粉产品摸上去手感粗糙。符合国家标准的面粉和面制品都有一股小麦固有的天然清香；如果有霉杂异味，说明掺了其他物质。

如何选购黄豆

优质黄豆具有鲜艳色泽，如黄豆为黄色，黑豆为黑色等。颗粒饱满且整齐均匀，无破瓣、无缺损、无虫害、无霉变、无挂丝的为好黄豆。

用牙咬豆粒，发音清脆，成碎粒，说明黄豆干燥；若发音不清脆则说明黄豆潮湿。优质黄豆具有正常的香气和味道；有酸味或霉味者质量差。

如何挑选土豆

挑选土豆时应注意以下几点：

◎个头大，形态端正并整齐均匀。

◎土豆的表皮光滑而不过厚，芽眼较浅。

◎无机械损伤，不带毛根，无病虫害、粗皮、冻伤、腐烂、变黑，无发芽和蔫萎现象。

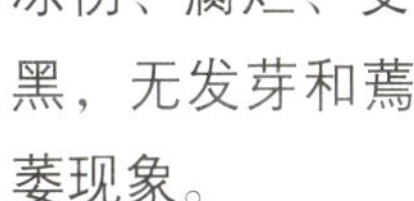

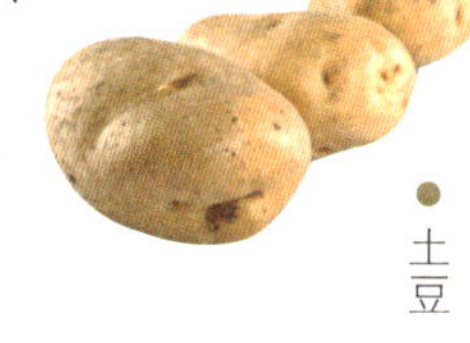

●土豆

如何选购香菇

选购香菇应以菇伞肥厚、伞缘曲收、内侧为乳白色、皱褶明显、菇柄短而粗、菇苞未开且菇肉厚实者为最佳。有些菇面呈裂开状，购买时应认清其裂痕是否天然生成，若是人为切割则为伪造的。

如何挑选平菇

应选择水分少、外形整齐完整、颜色正常、质地脆嫩肥厚、气味纯正清香、无杂味、无病虫害、八成熟的菇伞。要注意，八成熟的菇菌伞不是翻张开，而是自边缘向内卷曲的。

如何挑选银耳

质量好的银耳耳花大而松散，耳肉肥厚，色泽呈白色或略带微黄，蒂头无黑斑或杂质，朵形较圆整，大而美观。优质银耳干燥，无潮湿感，无异味，如尝有辣味，则为劣质银耳。

银耳受潮会发霉变质，如能闻出酸味或其他气味，则不能再食用。

如何选购黑木耳

优质黑木耳干制前耳大肉厚，耳面乌黑光亮，耳背稍呈灰暗，坚挺有弹性；干制后整耳收缩均匀，干薄完整，拗折脆断，互不粘结。用手捏，优质的黑木耳易碎，放开后朵片有弹性，且能很快伸展，说明含水量少；如果用手捏有韧性，松手后朵片伸展缓慢，说明含水量多。纯净的黑木耳口感纯正无异味，有清香气。

如何选购新鲜牛肉

新鲜牛肉肉质较为紧实，并呈大理石纹状；肌肉呈棕红色，脂肪多为淡黄色，也有深黄色；筋为白色。挑选牛肉时，要选表面有光泽，肉质略紧且有弹性，气味正常的；若牛肉为深紫色并发暗，表面有黏性物质粘手，或发霉、有异常气味，则表明牛肉不新鲜。

如何识别柴鸡蛋

柴鸡蛋个头比一般的鸡蛋要小，北方的柴鸡蛋个头比南方的要略大些；蛋黄要比普通鸡蛋的蛋黄更黄，但颜色也不是特别黄或发红，如果蛋黄的颜色特别红，大多是喂了含色素的饲料导致的。

柴鸡蛋在打蛋时不易打散；如果是蒸蛋羹或炒鸡蛋，颜色金黄，口感特别好。柴鸡蛋蛋皮的颜色也不完全一样，有深有浅。

如何选购带鱼

带鱼分为钩带、网带、毛刀。钩带是用钓具捕捞的带鱼，体形完整，鱼体坚硬不弯，体大鲜肥，是带鱼中质量最好的。网带是用网具捕捞的带鱼，体形完整，但个头大小不均。毛刀是小带鱼，体形损坏严重，多破肚，且刺多肉少，质量最差。不论哪种带鱼，选购时都要以体形宽厚、眼亮、体色洁白有亮点，有银粉色薄膜的为好；如果体色发黄，无光泽，有黏液或肉色发红，鳃黑，破肚者为劣质带鱼，不宜选购。

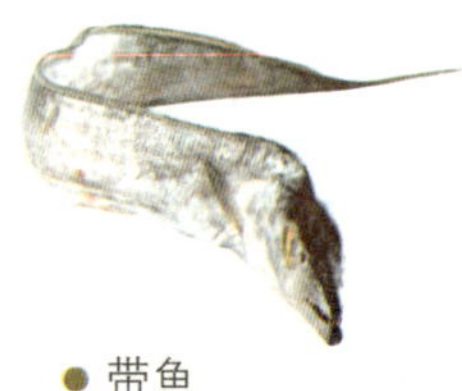

带鱼

如何挑选鱿鱼

鱿鱼的质量一般以身干、体厚、肉质坚实、略亮平滑、体形完整为好；否则，则为质次的鱿鱼。颜色淡黄透明、体薄的是嫩鱿鱼；颜色暗紫、体厚的是老鱿鱼。

如何选购西瓜

◎**看形状**。凡瓜形端正，瓜皮坚硬饱满，花纹清晰，表皮稍有凹凸不平的波浪纹，瓜蒂、瓜脐收紧，略向内缩，靠地面的瓜皮颜色变黄者，就是够熟的标志。

◎**听声音**。用手指轻弹瓜身，凡声音刚而脆，如击木板的“当当”清脆声的，为生瓜；声音疲而浊，近似打鼓的“卜卜”声且有震动的传音，是熟瓜。

◎**掂重量**。生瓜含水量多，瓜身较重；成熟的瓜，瓜肉组织松弛，比生瓜轻。

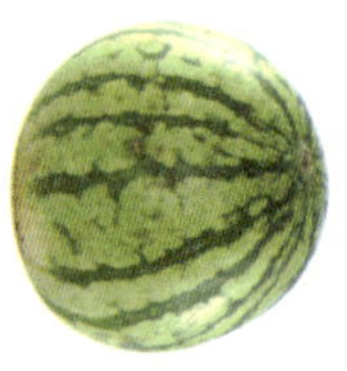

西瓜

如何区别香蕉与芭蕉

香蕉外形弯曲，呈月牙状，芭蕉的两端较细，中间较粗，一面略平，另一面略弯，呈圆缺状。香蕉未成熟时为青绿色，成熟后转为黄色，并带有褐色斑点，果肉呈黄白色，横断面近圆形；芭蕉果皮呈灰黄色，成熟后无斑点，果肉呈乳白色，横断面为扁圆形。香蕉香味浓郁，味道甜美；芭蕉的味道虽甜，但回味中带酸。

食物储存的禁忌

忌火腿放太久

火腿存放过程中，表面受光的作用，使亚硝基肌红蛋白分解成肌红蛋白，然后再氧化成高铁肌红蛋白，使火腿表面出现黄褐色，但火腿的内部还是鲜红色，风味不受影响。放太久的火腿内部会出现黄褐色，影响肉质和风味。这种褐变现象，受氧的浓度、温度和光的强度影响较大。

火腿忌在冰箱内存放

有的人为使火腿保存的时间长些，将其放入冰箱贮存，其实这种做法是不恰当的。因为，火腿在制作的过程中经过腌制，含氯化钠量较高，冰箱内的低温易使火腿中的水分冻结成冰，从而促进火腿内脂肪的氧化作用，导致火腿质量明显下降，从而缩短贮存期。

皮蛋不宜放入冰箱内保存

将皮蛋装入塑料袋密封保存，可保存三个月左右，且风味不变；也可将皮蛋装入坛内，封好坛口，随吃随取。皮蛋不宜放入冰箱内保存，因为低温会影响皮蛋的色泽，使皮蛋变黄。

新鲜毛豆、豌豆、蚕豆忌冷冻储存

有的家庭利用低温保存蔬菜，如在毛豆、豌豆、蚕豆上市季节多买一些，剥去壳用塑料袋包好后放在冷冻室里，随吃随取，经济实惠。殊不知这种做法会使这些豆中的营养素大量损失。毛豆、豌豆、蚕豆等刚摘下来时是还有生命的，一些氧化酶还有活力，可使豆类的蛋白质、维生素等营养素被分解破坏。在冷冻条件下，这些酶活力只是比常温下低一些，分解营养素的速度慢一些，但不会停止，放的时间越久，营养素损失越多。同时，用这种方法贮存的豆类，不但营养被破坏得多，而且口感差，会失去原有的味道。

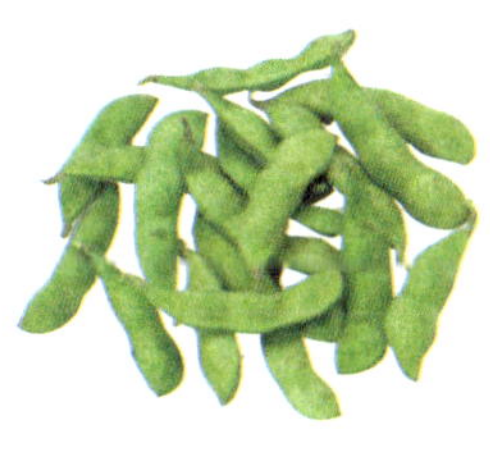

● 毛豆

忌用锡壶装酒

民间有人用锡壶装白酒，放在火盆上或热水中温热后畅饮，这是很危险的。因为锡壶中含有铅，用锡壶装酒，铅会进入酒中。人饮酒后，铅在人体内如果排泄不出去，积蓄过多，会造成慢性铅中毒，出现头痛、头晕、失眠、乏力、记忆力减退、贫血、恶心、呕吐等症状，严重者可出现腹绞痛、视力减退甚至失明。

忌用保温杯存放牛奶、豆浆

牛奶、豆浆极易腐败变质。保温杯是一个相对密闭的环境，牛奶、豆浆装在保温杯内，较长时间内温度不会明显下降，使细菌大量生长繁殖。又因牛奶、豆浆有丰富的营养，使得微生物迅速大量繁殖，最终导致变质。所以牛奶、豆浆都不宜储存在保温杯内。

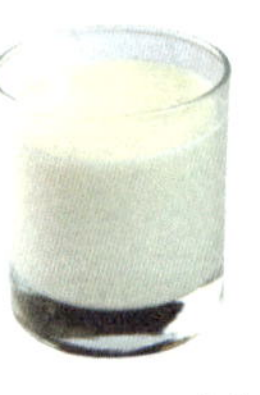
牛奶

存放鱼不宜保留鳃和内脏

鱼死后还需短时存放，首先必须要挖掉鳃和内脏，这是因为鱼是靠鳃呼吸的，鱼鳃粘满细菌，且接近内脏存有大量污血和黏液。而毒素、污秽物多存在于鱼的内脏。鱼死后如果不除去鳃和内脏，则很快会使鱼变质，即使低温冷藏也难防细菌繁衍。当然即使挖掉鳃和内脏也不可存放时间过长。

如何防止肉存太久变绿色

为了避免肉制品在贮存过程中引起绿变，腌渍时需严格控制硝酸盐和维生素C的用量。腌渍的温度不宜过低、时间不能过短、浸渍也要充分拌和均匀，使所添加的硝酸盐和抗坏血酸充分发挥作用，避免积累。

忌在冰箱置蛋架上存放鸡蛋

很多人习惯将买回的鸡蛋放入冰箱置蛋架上存放，认为这样可以防止鸡蛋变质。事实上这样做适得其反，将鲜鸡蛋放入冰箱置蛋架上很不卫生，对鸡蛋和冰箱内的其他食物均有害。这是因为，鸡蛋壳上有枯草杆菌、假芽孢杆菌、大肠埃希菌等细菌，在低温下可生长繁殖，而冰箱储藏室温度常为4℃左右，不能抑制细菌的生长繁殖。这不仅不利于鸡蛋的储存，易使鸡蛋败坏，还会对冰箱中的其他食物造成污染。

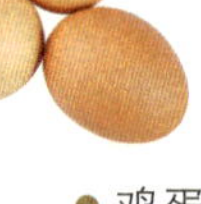
鸡蛋

不宜用报纸包装食品

生活中常常能看到有些人用旧报纸、杂志、书页来包装食品，其实这种做法对人体健康是十分有害的。因为这些东西中都含有油墨，油墨中含有一种叫多氯联苯的有毒物质，这是一种毒性极大的物质，它能引起人体细胞变异，破坏人体遗传基因，危害下一代，还能使肝脏发生脂肪变性等。

忌用透明玻璃瓶盛装食用油

食用油长期盛放在玻璃容器中极易发生变质。因为，透明的玻璃瓶能够使光线射入食用油中，从而促使油脂氧化，其中，光线中的紫外线和紫色、蓝色光线尤甚。科学家经过长期试验研究证明，如果用透明玻璃瓶盛放食用油，一个月后食用油的营养价值就会降低，而用棕色或绿色的瓶子储存，两个月后瓶子内的食用油仍无变化。由此可见，宜用有色玻璃瓶盛放食用油。

西瓜放冰箱不宜超过24小时

到了夏季，人们从市场上买回来的西瓜一般是温热的，于是很多人会把西瓜切开放入冰箱先冷藏一下，有的甚至会一连冷藏好几天再食用。实际上，西瓜在冰箱存放最好不要超过24小时。冷藏过久的西瓜被人们食用后，会刺激人口腔内的唾液腺、舌部与味觉有关的神经和牙周神经，使其因为冰冷的刺激而麻痹，无法真正品尝到西瓜的味道，同时还会影响食欲，损伤脾胃。

大米储存前忌暴晒

大米本身有很强的吸水能力，如果保存不当，很容易受潮。当大米放在太阳下暴晒时，由于米粒的两端含水量较少，中间部分较多，米粒水分必将骤减，内部含水量不能均衡，就会出现裂纹，在外力的作用下甚至还会成碎米。因此，暴晒后的大米不仅不易保存，还会损失其营养成分。

面包不宜在冰箱内保存

面包产生弹性和柔软结构的原因是在其烘烤过程中，面粉中的直链淀粉部分已经老化。而久置之后的面包中的直链淀粉的直链部分会慢慢缔合，使柔软的面包逐渐变硬，这就是面包“变陈”的现象。面包“变陈”的速度与温度有着十分密切的关系。在低温时（在冷冻点以上）老化较快，因此，面包放在冰箱中变硬的速度要比放在室温环境下来得更快。故面包不宜放在冰箱内保存。

● 面包片

食物保鲜的最佳温度

要使食物在冰箱中长期保持新鲜，最佳温度为0～3℃。这一冷藏温度，最适宜贮藏鱼类、肉类、蔬菜等食品。蔬菜冷藏的适宜温度为0℃，生菜、番茄等在此种环境下能保持长久新鲜。

其他加工食品在这种温度下保存，可抑制细菌繁殖。

常见食物的加工技巧

如何浸泡鱼片

鱼片要用冷水浸泡一会儿，可去除鱼肉的皮下脂肪，浸泡出血液、色素、腥臭异味，以及碎肉屑。鱼片经过冷水浸泡，质地软嫩，色泽洁白，清爽利落，腥臭异味减轻。但浸泡的时间不宜过长，一般5~10分钟即可。

整条鱼如何去鱼骨

◎**开鱼肉**。从鱼脊处避开鱼骨，用刀慢慢沿着鱼骨开鱼肉。

◎**将鱼骨两边的鱼肉片下**。沿脊椎骨平刀剖开，撇去鱼皮和鱼骨。然后将鱼肉横摊在砧板上，将一边的鱼肉斜刀自上而下地切成3厘米长的鱼片，放在容器里，上浆挂糊待用。另一边也是从鱼脊处避开骨，用刀慢慢沿着骨片开鱼肉。

◎**将鱼骨及鱼头熬汤**。切好后就获得了两片鱼片，中间的鱼骨及鱼头可用来熬煮高汤。

● 鲫鱼

如何调制健康果汁

◎**材料先冷藏**。材料预先放在冰箱冷藏，打出的果汁更美味，也可添加冰块。不过，如果是为治疗腹泻调制的果汁，材料则不宜冷藏。

◎**削皮后食用**。可带皮吃的水果，连皮打成果汁营养价值更高，如果担心水果表皮可能上蜡，或残留防腐剂和农药，最好还是削皮后再食用。但像苹果这类水果，愈接近表皮，营养成分愈高。所以，使用榨汁机时，可以连皮食用，不过要注意清洗干净。

● 苹果

◎**不要放砂糖**。健康果汁原则上不加糖。如果材料新鲜，就会有食物本身自然的甜味。有些蔬果汁或许需要适度添加糖分才好入口，这时可添加蜂蜜，但是要注意蔬果汁的升糖指数，要避免加太多蜂蜜。

如何洗豆腐不碎

豆腐上有污物不太好洗，若将豆腐放在碗中，上锅蒸片刻，再放到水龙头下轻轻冲洗，即可保持豆腐在完整不碎的情况下被洗净。

如何更快泡发银耳

先将干银耳用温热水浸泡一下，微微发开后洗净污物，择去粗老部位，再择成小块，放入保温瓶中，倒入沸水，大约12小时后倒出，银耳即呈质软发糯、汤稠汁浓的状态。

如何除鸡肉怪味

从市场上买来的冻鸡，有从冷库里带来的怪味，影响食用。将鸡放在盐、胡椒和啤酒中浸渍1小时，烹制时就没有这种怪味了。也可在烧煮前先用姜汁浸3～5分钟，就能起到返鲜作用，怪味即除。

如何用暖瓶巧发干海参

将干海参用温水洗过，轻轻放入干净的暖瓶内，灌上开水，放置16～17个小时，将海参倒出，剖开，取出内脏，然后将海参内外洗净即可食用。

怎样切肉片防止粘刀

切肉片的时候，不是粘刀就是粘手，影响操作，如果切前在刀身或手上蘸点水，就可以起到润滑刀口的作用，这样不仅易于切制，还可以提高成菜的质量。

如何洗黑木耳

◎将黑木耳放在淘米水中浸泡半小时，然后放入清水中漂洗，极易洗净。

◎涨发黑木耳时，在水中加一点醋，然后轻轻搓洗，能很快除去黑木耳上的泥沙。

◎将黑木耳放入温水中，然后加两勺淀粉进行搅拌，可以去除黑木耳上细小的杂质和残留的沙粒。

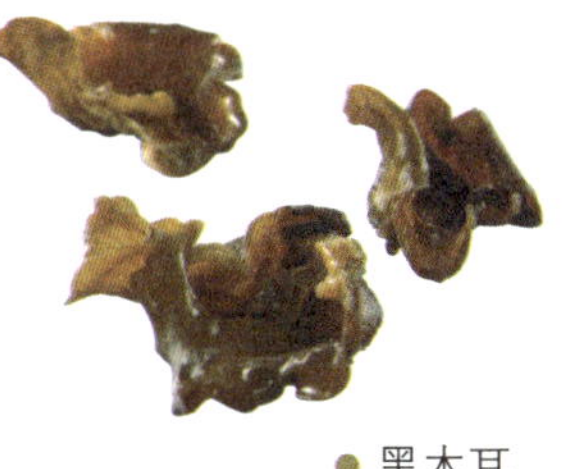

● 黑木耳

为什么忌多次淘洗米

有人认为米淘得越干净越好，其实这并不科学。谷粒由4部分组成，从外往里数分别为谷皮、糊粉层、胚乳和位于谷粒一端的谷胚。

黑木耳不宜用热水泡发

如果是干制黑木耳，在食用前，要用水泡发。有些人喜欢用热水来浸泡，觉得涨得快，其实这个方法并不好。黑木耳是一种药食兼用胶质真菌，生长时含有大量水分，干燥后变成革质。在发制时，用凉水浸泡，可使黑木耳恢复到生长期的半透明状，凉水发黑木耳，每500克可出3.5～4.5千克，且吃起来脆嫩爽口，也便于存放。而用热水发黑木耳，每500克只能出2.5～3.5千克，且口感绵软发黏，不易保存。如果不是急需使用，一般要提前3～4小时用凉水将黑木耳浸泡在干净无油的碗中，这样发制的黑木耳吃起来才会爽口。

谷皮中含有大量的纤维素、B族维生素和矿物质；糊粉层的蛋白质和维生素含量高，并含有许多脂肪和矿物质；胚乳糖类含量最多；谷胚含有极丰富的B族维生素和维生素E，其蛋白质、脂肪、糖类和矿物质含量也较多。淘米时，米在水中浸泡和搓擦，米粒中的营养极易流失，尤其是B族维生素和各种矿物质。经研究，淘米时损失维生素$B_1$30%～60%、维生素B_2和烟酸20%～25%、矿物质约70%、蛋白质约15.7%、糖类约2%。淘米时搓洗的次数越多，浸泡时间越长，淘米水的温度越高，各种营养素的损失就越严重。

因此，认为米淘得越干净越好是缺乏科学依据的。

浸泡蔬菜的时间为什么不宜太长

长时间将蔬菜浸泡在水里，残留的有机氯和有机磷等农药就会溶在水里，形成一定浓度，蔬菜表面就会留下农药。尤其是像圆白菜、菠菜等叶类蔬菜，浸泡时间越长，对于去除农药的作用越小。

淡盐水可以让农药快速溶在水中，起到杀菌去农药残留的作用，但将蔬菜长时间浸泡在里面也会适得其反。

胡萝卜

正确的清洗蔬菜的方法是最好以流动的水逐个清洗，这样比较安全。在清洗蔬菜时，要注意不同的蔬菜有不同的清洗方法：对于黄瓜、青椒、胡萝卜、苦瓜等茎类和瓜类蔬菜，可以用软毛刷子在流动的水下轻轻刷洗；对于大白菜、圆白菜等包叶菜类蔬菜，可将外围的叶片去掉，内部菜叶用温水泡一下再逐片用流动的水冲洗即可。

剥洗芋头戴手套

剥洗芋头时最好戴上手套，因为芋头的黏液中含有一种复杂的化合物，遇热分解后，粘在皮肤上对皮肤有较强的刺激作用。

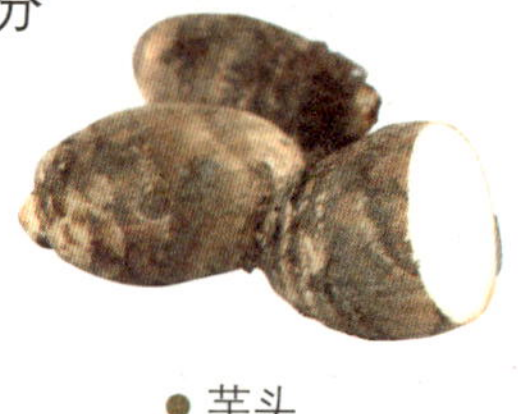

芋头

吃白菜忌去外帮

白菜营养丰富，物美价廉。白菜外帮虽然质粗、口感差，但白菜中含有的膳食纤维大部分都集中在了白菜的外帮上。

如果仅仅为了追求口感而过多剥掉外帮，就会使大白菜的营养大打折扣，损失掉大部分的膳食纤维和维生素。因此，白菜的外帮不宜过多去除。

菠萝宜处理后再食用

菠萝香甜嫩脆、美味可口，含有机酸和B族维生素、维生素C，营养丰富，不仅可以生津止渴，开胃消食，还有通利大小便的作用。

吃菠萝前必须经过处理，如果处理不当，容易使人患菠萝过敏症，出现恶心、呕吐、腹痛、荨麻疹等症状，严重者还会出现呼吸困难和休克，甚至危及生命。因此，食用菠萝前应将果皮和果刺清理干净，将果肉切成块后，放在开水中煮一下，或是放在淡盐水或糖水中浸泡30分钟，然后用凉开水冲洗干净后再食用，这样可以有效预防过敏。

糯米越泡越黏

糯米中的黏性成分存贮于细胞当中，若用水淘过马上就包粽子，即使上等糯米也不会很黏。那么如何使糯米很黏呢？其实方法很简单，用清水浸没糯米，每天换2～3次水，浸泡几天后再包粽子。细胞吸水将细胞壁胀破，黏性成分释放出来后粽子便会变得异常黏软。

淘米水洗净猪肉

买回来的猪肉粘上黏土或脏污物，用清水难以洗净，若用淘米水浸泡数分钟再用清水洗，脏物就可轻而易举去除。

如何让莲藕去皮不发黑

吃藕得先去皮，用刀削皮往往削得薄厚不均，有一个巧方法可以试一试，用钢丝球边清洗边把皮蹭下来，方便又简单。再者是藕如果切好了不现吃，时间长了就会氧化变黑，难看又影响口感，我们可以用白醋和清水以1：4的比例调好，把藕放入浸泡10分钟后取出，这样藕就会始终白白嫩嫩、清爽好吃了。

如何切洋葱不流泪

洋葱内含一种叫作“丙硫醛氧化硫”的物质。当洋葱被切开后，这种物质迅速挥发出来，刺激人的眼睛流泪。

丙硫醛氧化硫极易溶于水，切洋葱时，在身边放一盆水，使丙硫醛氧化硫刚一挥发出来便被水溶解，进入眼内的丙硫醛氧化硫数量则相对减少，就会减轻流泪的程度。若将洋葱放到水里用刀切，则可以完全避免刺激眼睛流泪。

● 洋葱

常见食物烹调宜与忌

清汤宜大火煮沸小火熬煮

清汤以汤汁澄清、没有混浊乳化为佳。熬清汤时，沸腾后转小火熬煮，使食材鲜味物质继续溢出。因火力转弱，鲜味物质从食材内部溢出的渗透力渐弱；同时水的冲击力减少，可避免脂肪的乳化和蛋白质颗粒聚集，使汤汁保持清亮，需3～4小时。但是，火力和时间并非固定不变的，需视食材的种类和形状、大小而定。

烤鹅、鸭表皮宜涂饴糖

烧烤鹅、鸭时，于表皮涂抹一层饴糖后，借由其吸湿性，防止食材因烧烤而干燥变硬；同时，饴糖的糊精黏度较大，可以紧紧裹住食材的表面，经过烧烤后，发生糊化脱水形成硬壳，防止脂肪外溢，使菜肴的滋味更加浓郁，风味更加突出。

玉米食品宜添加少量碱

如果在烹调玉米食品时，加入适量的碱，可使维生素B_3从结合型转变成游离型，以利于人体吸收。加碱的玉米食品可释放37%～43%的维生素B_3。所以，长期以玉米为主食的地区，烹调玉米食品时，不妨添加适量的碱，以避免发生维生素B_5缺乏症，例如，皮炎或阿尔茨海默病等。

冷水蒸馒头好

人们在蒸馒头时，习惯于把水烧开后再上笼，其实这样做不好。因为生馒头突然放于蒸笼里，会急剧受热，使馒头里外受热不均，容易夹生，而且这样蒸馒头时间较长。如果锅里放入凉水就上笼，温度逐渐上升，这样馒头受热均匀，即使生馒头发酵欠佳，也可以在温度缓慢上升中得到改善。另外，冷水蒸出的馒头也好吃。

豆腐宜先蒸再烹煮

烹调前，将豆腐切好后上笼蒸制片刻，或用沸水烫一下，便能除去豆腥味。同时豆腐比较柔软，易散碎。经过热处理后，使其变得更有韧性，不宜散碎，形状整齐，易于挂糊均匀，也易吸收调料，烹制时容易入味。

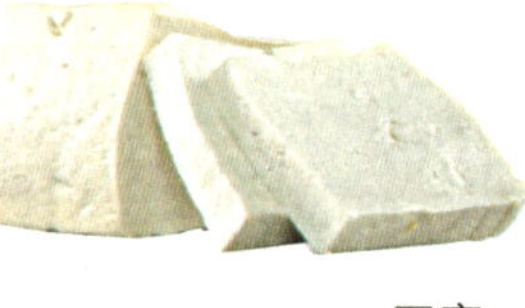
豆腐

米洗净后宜稍静置再烹煮

将米淘洗干净后，稍微静置，使米的淀粉颗粒在加热前吸收水分而膨胀。这样不仅缩短糊化时间，同时促进淀粉糊化完全，煮出的米饭膨松清香，不易夹生，并缩短烹煮时间。

如果米清洗干净后，再经过浸泡，效果更佳；浸泡时间不宜太长，否则米饭易失去弹性；同时必须将浸泡水同时入锅炊煮，以避免可溶性营养素的损失。

炒黄豆芽宜加点醋

黄豆及黄豆芽里含有无色或浅黄色的黄酮类色素，这种色素在酸性溶液里较稳定；遇碱时即发生化学变化，产生黄色的查耳酮色素。查耳酮色素遇到酸时，即可恢复原来的无色或浅黄色的黄酮类色素。因此在烹调黄豆或黄豆芽时，淋洒少量食醋，黄色即消失，从而改善菜肴外观品质。

牛奶只需加温

现在，市售牛奶已经消毒，只需加温便可饮用，不必煮沸，因为煮沸会破坏营养。现在，我国人群钠摄入量偏高，不宜为了口感再加入盐。

蔬菜不宜焖煮时间太长

蔬菜烹调时焖煮时间太长，硝酸盐就会还原成亚硝酸盐，引起中毒。当亚硝酸盐进入血液后，发生氧化还原反应，使血液中原来能供应各组织氧气的低铁血红蛋白转变为高铁血红蛋白，失去运送氧气的能力。中毒初期，皮肤出现青紫，如有20%的低铁血红蛋白已转变为高铁血红蛋白，则可造成人体组织缺氧，产生“窒息”。

炒绿色蔬菜不宜加醋

烹调青菜时，如果加入酸性佐料，会使其营养价值大减。因为青菜中的叶绿素在酸性条件下加热极不稳定，其中的镁离子可被酸中氧离子取代而生成一种暗淡无光的脱镁叶绿素，营养价值大大降低。因此，烹调绿色蔬菜宜在中性条件下，大火快炒，这样既保持绿色蔬菜的亮绿色，又能减少其营养成分的损失。

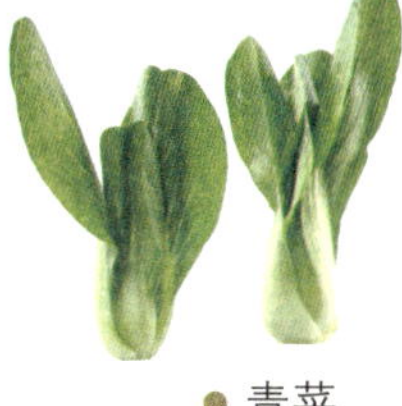
● 青菜

忌烧肉早放酱油、盐

有人在烧肉时习惯一开始就放入盐和酱油，其目的是使肉入味，让味道更香。其实这种做法不妥，一是会使肉味过咸，二是破坏了营养成分。盐和酱油的主要成分是氯化钠，氯化钠能加速肉中蛋白质凝固，使肉质变硬，不易煮烂，影响了人体对蛋白质的消化吸收。因此，烧肉时忌过早加入盐和酱油。正确的放盐和酱油的时间是，肉烧到七成熟时放入酱油，肉烧到九成熟时放入盐，酱油早些放入是为了使肉色内外均匀，并可去掉生酱油味，使酱油的醇鲜味道充分溶于肉汤中。

忌烧肉中途加冷水

肉类、骨头中含有大量蛋白质和脂肪，若在烧煮中途加冷水，汤的温度发生变化，蛋白质和脂肪会迅速凝固，肉骨表面的空隙骤然收缩，不易烧酥，汤味也会变淡。

炖肉忌用大火

有的人炖肉，常常从肉下锅开始至肉炖熟出锅一直用大火，猛煮猛炖。他们认为用大火炖肉才能尽快把肉炖熟、煮烂。其实，这样炖肉，不仅味不香，而且营养损失大。其原因有三：其一，炖肉自始至终用大火烧滚，肉中的香味物质挥发性很强，必然随着水的持续沸腾，而蒸发掉香味物质；其二，水的持续沸腾，会促使肉中蛋白质加速变性而变硬，不溶于水，这就使所煮的肉发硬难吃；其三，炖肉一直用大火猛煮使肉中的维生素、矿物质损失较多，降低营养成分。

忌不洗锅连续炒菜

在连续炒几个菜时，有的人在炒完一个菜后，将菜盛起，再将锅中的水烧干，加入新油接着炒下一个菜。其实这种做法是非常不科学的。炒了一个菜后，锅中及锅壁总会留有少量食物、余油及纤维素等，如果不洗掉接着炒下一个菜，这些残留物在锅里受热烧干，高温不但破坏了残存的营养素，而且会使它们发生质变，转变成苯并芘等致癌物及其他毒物。在炒下一个菜时，就会吸收了这些毒物，对健康造成潜在危害。正确的方法是，每炒完一个菜都要把锅洗干净后再炒下一个菜。这样做，不但可避免产生致癌物，而且可防止串味，使每个菜都保持特有的色、香、味。

煮鸡蛋忌超过5分钟

鸡蛋煮的时间过长，蛋黄就会由黄色变成绿色。这是由于蛋黄中亚铁离子与蛋白中的硫离子化合为难溶的硫化亚铁所致。这种硫化亚铁很难被人体吸收利用，因而也降低了鸡蛋的营养价值。因此，煮鸡蛋时间以水沸后5分钟为宜。这样既可保证鸡蛋煮熟又避免了有害物质的产生。

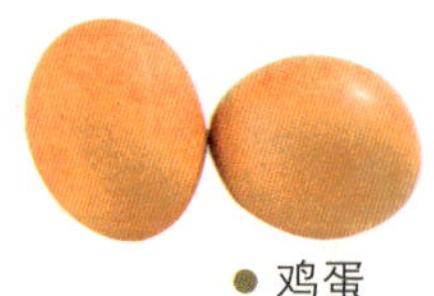

鸡蛋

忌炒菜、做汤时早放味精

味精加热时间太久，温度过高，容易变质。在60～90℃的溶液中，味精的溶解度最高，也就是鲜味最足；在100℃时可随水蒸气而挥发，造成浪费；若超过130℃，味精中的谷氨酸钠即变质。所以，炒菜及做汤时均宜在起锅前或后加入味精。

炖骨头汤的时间忌过长

钙是动物骨骼的主要成分，但并不容易溶解，不论炖的时间有多长、温度多高，都很难将骨骼中的钙质溶解。如果炖的时间过长，不但炖不出过多的钙，反而会损失骨头中的蛋白质。所以，炖骨头汤并不是炖的时间越长越好。

再者，骨头上附带的肉中含有丰富的脂肪，炖的时间越长，溢出的脂肪也会越多，汤也就越油腻。最好的办法是用压力锅炖至骨头酥软，所用时间也不长，汤中的营养成分不容易损失，骨髓中所含的磷等微量元素也容易被人体吸收利用。

忌烧鱼、虾多加料酒

烧鱼、虾时料酒放多了并不好，这是因为鱼、虾中含有大量蛋白质，而酒的主要成分——酒精是一种有机溶剂。当它与蛋白质分子接触时，便进入蛋白质分子，破坏其结构。

如果过多加料酒，那些被破坏的蛋白质胶体就会脱水分解，鱼、虾吃起来没有弹性，口味不佳。

煮鸡蛋不宜用生水冷却

鸡蛋煮熟后立即放入生水中冷却，可使鸡蛋壳容易剥离，这种做法十分普遍。然而，这种做法却十分不科学。因为，冷却后的鸡蛋在蛋白与壳膜之间有一个空隙，浸泡在生水中，水中的细菌会乘机吸入蛋内，人吃了这样的鸡蛋就容易生病。为了顺利剥掉熟鸡蛋蛋壳，正确的方法是在煮鸡蛋的同时，于锅内放入少量食盐。

烧鱼不宜早放姜

做鱼的时候放上几片姜，可以去除鱼腥味。然而，究竟什么时候放姜去腥味效果最好呢？实验显示，当鱼体浸出液的pH为5～6时，放姜去腥效果最好。如过早放姜，鱼体浸出液中的蛋白质会阻碍生姜的去腥作用。因此，正确的烧鱼方法是鱼下锅后先稍煮一会儿，等到鱼的蛋白质凝固了再放姜。

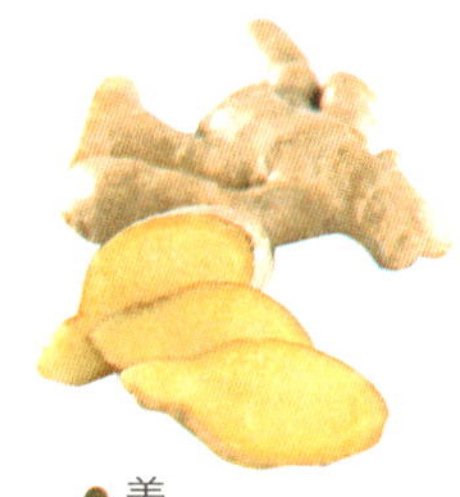
● 姜

防病离不开的营养素

蛋白质

蛋白质是身体不可缺少的营养素，头发、指甲、皮肤及肌肉组织几乎完全是由蛋白质构成的。而且凡是活的细胞都需要蛋白质作为它们的架构，生物体一旦缺少了蛋白质就无法生存，并且人的身体内除了水，最大的组成成分便是蛋白质。

建议每日摄入量

蛋白质的需要量，依个人体质不同而有所区别。一般情况下，正常成年人每天摄入60～80克的蛋白质即可满足需求，但对于一些特殊人群，如儿童、孕妇、糖尿病患者、高血压病患者等还需要根据个人体质具体问题具体分析。

主要食物来源

在自然界中，蛋白质都是以脂蛋白或糖蛋白的形式出现的，含量最丰富的食物来源有蛋清、奶酪、牛排、猪肉、肝脏、坚果、豆类、谷类、家禽及鱼类等食物。一般来说，来源于鱼、禽肉、蛋、畜肉、奶及乳制品等动物性食物中的动物蛋白质量好，但同时也富含饱和脂肪酸和胆固醇。

营养素过量或缺乏的主要表现

营养素过量

蛋白质摄入过量不仅达不到增强抵抗力的目的，反而还会对身体有害。一般情况下，过量摄入的蛋白质被转换为脂肪储存在体内，会加重肾脏的代谢负担，还容易引起骨质疏松。

营养素缺乏

如果身体缺乏蛋白质，就会造成贫血、肌肉没有弹性及身体抵抗力减弱等症状。同时，血浆蛋白的量也会减少，以致不需要的液体无法排出而沉积在体内，最后就会导致下肢水肿。

膳食纤维

膳食纤维以植物细胞的构成成分为主，也有部分动物性成分。根据其能否溶解于水中，可分为水溶性与非水溶性膳食纤维两个基本类型。

膳食纤维是健康饮食不可缺少的一部分，它在保持消化系统健康中扮演着重要的角色。膳食纤维可以清洁消化壁，增强消化功能，保护脆弱的消化道和预防结肠癌。另外，膳食纤维可减缓消化速度和加速排泄胆固醇，降低餐后血糖，使小肠内单糖运转速度放慢，可降低血糖升高的幅度，同时提高胰岛素的敏感性。

建议每日摄入量

中国营养学会建议，膳食纤维的摄入量成人为30克/日，但每日能量摄入少于2400千卡时可适当减少。

我们从每日排便的情况可估计是否需要补充膳食纤维。一般健康人每日应排便一次，如果出现大便干燥量又少的情况说明缺乏膳食纤维，可以适当增加膳食纤维的摄入量。

主要食物来源

膳食纤维是植物性成分，植物性食物是膳食纤维的天然食物来源。糙米和胚芽米，以及玉米、小米、大麦、小麦皮（米糠）和麦粉（全麦面包的材料）等粗粮、杂粮中膳食纤维含量较为丰富。此外，豆类、根菜类和海藻类中膳食纤维含量较多，如牛蒡、胡萝卜、四季豆、赤小豆、豌豆、薯类和裙带菜等。另外，水果也是膳食纤维的重要来源。

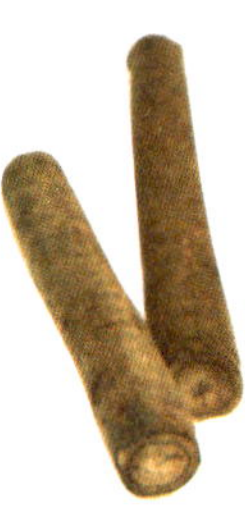

● 牛蒡

营养素过量或缺乏的主要表现

营养素过量

过多地摄食膳食纤维会导致腹部不适，如增加肠蠕动和增加产气量，影响其他营养素如蛋白质的消化和钙、铁的吸收。

营养素缺乏

摄入的膳食纤维不足，就会使肠胃的消化动力不足，从而使粪便在大肠内停留时间过长，最终引发习惯性便秘，甚至诱发肠癌。

糖类

糖类是构成机体的重要物质，它可以为人体提供热能，是最廉价、最基本的营养素。除为人体提供能量外，还可调节脂肪代谢，并能调节食品风味。

糖类还是大脑智能活动的最佳能量来源。糖类是人类及其一切生物体维持生命活动所需能量的主要来源，更为大脑提供源源不断的能量，以保持脑部的正常发育和运作。

建议每日摄入量

世界粮农组织建议健康人群的糖类供给量为总能量摄入的45%～65%，摄入量为每人25克/日。

主要食物来源

一般来说，对糖类没有特定的饮食要求，其主要是从富含糖类的食物中获得合理比例的摄入。

富含糖类的主要食物来源有：蔗糖等糖类食品；水稻、小麦、玉米、大麦、燕麦、高粱等谷物；甘蔗、甜瓜、西瓜、香蕉、葡萄等水果类食品；核桃、榛子、开心果等坚果类食品；红薯、土豆等蔬菜类食品。

营养素过量或缺乏的主要表现

营养素过量

当体内的糖类过多时，就会转化成脂肪储存于体内，使人过于肥胖进而出现各种疾病，如高脂血症、糖尿病等。

营养素缺乏

人体中缺乏糖类可使血糖水平降低，会引起全身无力、疲乏，出现头晕、心悸、脑功能障碍等，严重者会出现低血糖昏迷的症状。

维生素A

维生素A对人体有多种重要功能，尤其是对眼睛有明显保健作用。

因此，适量摄取维生素A可保护眼睛，预防夜盲症及视力减退，预防和辅助治疗干眼症、视网膜色素变性，对患有假性近视的青少年、长时间盯着电脑屏幕的上班族及视力减弱的中老年人都十分有益。

此外，维生素A还能保护上皮组织，维持皮肤、黏膜及头发的健康，防止皮肤干燥起皮，维持鼻、喉及肺等黏膜的健康，保持组织和器官表层正常运作，预防呼吸道感染；还能降低感染性疾病的致病率及病死率，并能预防癌变。

建议每日摄入量

◎一般成年男性每日摄入800微克即可，女性每日摄入700微克即可。

◎孕妇要特别注意用量，怀孕初期，不建议增加摄取量；怀孕中、后期推荐摄入量为900～1000微克。

主要食物来源

维生素A的来源主要有两类：一类是来自于动物性食物，能够直接被人体利用的维生素A_1和维生素A_2（及视黄醛），维生素A_1存在于哺乳动物及咸水鱼的肝脏中，而维生素A_2存在于淡水鱼的肝脏中；另一类是维生素A原，包括β–胡萝卜素，存在于植物性食物中，β–胡萝卜素具有维生素A的所有功能，含量较丰富的有菠菜、苜蓿、豌豆苗、红薯、胡萝卜、青椒、南瓜、葡萄等。

营养素过量或缺乏的主要表现

营养素过量

通过动物性食物摄取的维生素A，如果过量，会使人体出现疲劳、恶心呕吐、胃痛、腹泻、睡眠障碍、食欲缺乏、视力模糊、肌肤粗糙及掉发等中毒现象。成人若每天过量摄取维生素A，可出现慢性中毒的症状。

营养素缺乏

缺乏维生素A会引起干眼症。严重缺乏时，还会降低眼睛对黑暗的适应能力，导致夜盲症。维生素A的缺乏还会使呼吸道、消化道、泌尿系统等的抗病能力降低，从而使人易感染支气管炎、肺炎、中耳炎、膀胱炎及尿石症等。

维生素B_1

维生素B_1是体内糖类代谢所必需的营养素，当人体的能量主要来源于糖类时，维生素B_1的需要量最大。维生素B_1还是维持心脏及消化系统正常功能所必需的营养素。因此，维生素B_1能帮助消化，特别是糖类的消化；同时减少晕机、晕船的概率。

维生素B_1具有维持神经系统健康、稳定精神状态的作用，因此又有“神经系统的健康卫士”之称。此外，维生素B_1还可以缓解有关牙科手术后的痛苦；对带状疱疹的神经痛也有一定的缓解作用。

建议每日摄入量

年龄不同，身体每日所需的维生素B_1的量也不同。中国营养学会根据中国人的体质状况，制定了一些参考数值。

不同年龄段人群维生素B_1摄取量的参考值如下：

年龄段	摄取量（毫克/天）
1～3岁	0.6
4～6岁	0.7
7～10岁	0.9
11～13岁	1.2
14～17岁	1.5（男）；1.2（女）
18～50岁	1.4（男）；1.3（女）
50岁以上	1.3

主要食物来源

维生素B_1存在于粮谷类、豆类、干果、酵母中，尤其在粮谷类的表皮部分含量更高。动物内脏、蛋类及芹菜、莴笋等绿叶菜中维生素B_1的含量也较高。此外，紫菜、瘦肉、牛奶中维生素B_1的含量也极高。

维生素B_1最怕光、热与过度碾磨。过度碾磨的精白米、精白面会造成维生素B_1大量丢失，所以精制米面没有粗加工的米面中维生素B_1含量高。

营养素过量或缺乏的主要表现

营养素过量

研究显示，维生素B_1这种水溶性维生素没有任何毒性作用。如果摄取过量，维生素B_1会自行通过尿液排出体外，而不会存储在组织或器官里。

营养素缺乏

维生素B_1摄取不足时，会影响肌肉功能，并使人产生四肢无力、麻痹、疲倦、体弱、健忘、焦虑不安等症状。长期缺乏维生素B_1，还会影响心脏功能。

维生素B_2

维生素B_2参与糖类、蛋白质、核酸和脂肪的代谢，可提高机体对蛋白质的利用率，促进生长发育，同时参与细胞的生长代谢，是机体组织代谢和修复的必需营养素。

维生素B_2对于维持皮肤、指甲和头发健康具有重要作用。它不仅能消除口腔炎症，还能强化脂肪代谢，更具解毒功能，是生活在科技环境中的现代人特别需要的维生素。患有眼疾的人必须积极摄取维生素B_2，这样才能恢复正常的视力，减轻眼睛疲劳。另外，维生素B_2还能去除过氧化脂质，避免其囤积于血液及肝脏中。

建议每日摄入量

年龄不同，身体每日所需的维生素B_2的量也不同。中国营养学会根据中国人的体质状况，制定了一些参考数值。

不同年龄段人群维生素B_2摄取量的参考值如下：

年龄段	摄取量（毫克/天）
1～3岁	0.6
4～10岁	0.7
7～10岁	1.0
11～13岁	1.2
14～17岁	1.5（男）；1.2（女）
18～50岁	1.4（男）；1.2（女）
50岁以上	1.4

主要食物来源

维生素B_2广泛存在于植物和动物性食物中，动物性食物中维生素B_2的含量比植物性食物高。动物肝脏、心、肾、乳类及蛋类食物中维生素B_2的含量尤为丰富，豆类食物、绿叶蔬菜，水果类如橘子、橙子所含的维生素B_2也很多。

营养素过量或缺乏的主要表现

营养素过量

就目前所知，维生素B_2并无毒性，但极少人维生素B_2摄入过量仍可能会出现瘙痒、麻木、灼热及刺痛感等不适症状。另外，正在服用抗肿瘤药物（抗癌药剂）的人不能摄取过多维生素B_2，以免减轻药物功效。

营养素缺乏

当维生素B_2摄入不足时，可引发脂溢性皮炎，还可引起嘴唇发红及口腔、口角、舌等处发炎。此外，维生素B_2摄取不足，还可能会导致眼睛充血，容易流泪，弱视，眼睛有异物感，甚至引发白内障。

维生素B_6

维生素B_6是人体内某些辅酶的组成成分，参与多种代谢反应，尤其是与氨基酸代谢有密切关系。维生素B_6主要作用于人体的血液、肌肉、神经、皮肤等，主要表现为促进抗体的合成、消化系统中胃酸的制造、利用脂肪与蛋白质和维持神经系统的平衡。

维生素B_6对维生素B_{12}、镁、蛋白质等多种营养素的吸收、利用都有益，对血红素的生成具有不可或缺的作用，可提高人体的免疫力。维生素B_6还可缓解更年期症状，预防贫血，对女性十分有益，被视为“女性的维生素”。

建议每日摄入量

◎成年人每天宜摄入1.6～2.0毫克。
◎妊娠期间的女性需每天补充2.2毫克，哺乳期间则需2.1毫克。
◎摄入高蛋白食物时，要增加用量。
◎服用避孕药的女性要增加摄入量。

主要食物来源

维生素B_6在酵母粉中含量最多，还存在于肉类和全谷类食物中，如动物肝脏、禽类、鱼类、贝类、鸡蛋、麦麸、麦芽、糙米、坚果、黄豆、豌豆、香蕉、葡萄、胡萝卜、芥蓝、西红柿、菠菜、西蓝花、哈密瓜、甘蓝、牛奶等。

● 豌豆

营养素过量或缺乏的主要表现

营养素过量

少量服用维生素B_6不会产生毒性，但摄取过量会引起神经系统功能障碍，其典型症状为无法安眠，肌肉无力，感觉过敏等。

营养素缺乏

维生素B_6缺乏会使白细胞数量偏低，导致贫血，并且会引发各种炎症，如口腔炎、舌炎、神经炎、关节炎等，甚至还会引发四肢暂时麻木等症。

维生素C

维生素C能预防维生素C缺乏症及病毒、细菌感染，增强人体系统功能，加速手术后伤口愈合，同时能降低血液中的胆固醇与甘油三酯，预防静脉血栓、心脏病及脑卒中等心脑血管疾病。

另外，维生素C还是强抗氧化剂，可使致癌物失去作用，避免细胞产生癌变，还能美白肌肤，预防黑斑及雀斑，增加皮肤对紫外线的抵抗力，延缓衰老。

建议每日摄入量

年龄不同，身体每日所需的维生素C的量也不同。中国营养学会根据中国人的体质状况，制定了一些参考数值。

不同年龄段人群维生素C摄取量的参考值如下：

年龄段	摄取量（毫克/天）
1～3岁	60
4～17岁	70～90
17岁以上	100

主要食物来源

人与动物不同，我们无法在体内利用葡萄糖制造维生素C，故必须从食物中摄取。水果是补充维生素C的理想的食物来源，比如橙子、柠檬、葡萄柚、柑橘、猕猴桃、草莓、菠萝、木瓜、桃子、蓝莓、山楂、西红柿、哈密瓜等。其中，维生素C含量较为丰富的水果是橙子、柠檬、葡萄柚、柑橘、猕猴桃。

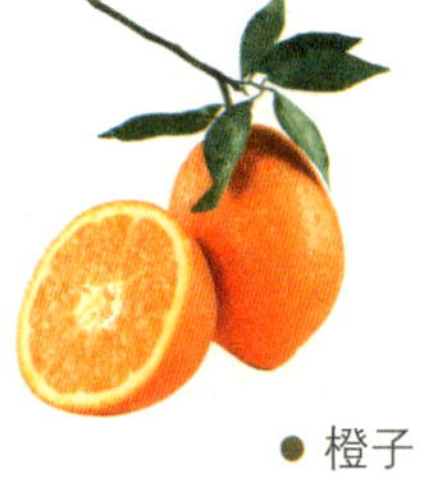
橙子

营养素过量或缺乏的主要表现

营养素过量

维生素C没有任何毒性，但摄取过量也会有腹泻、呕吐及尿频症状，这时马上减少摄取量即可。

营养素缺乏

人体缺乏维生素C会导致维生素C缺乏症，表现为创伤难以愈合、毛细血管脆性增强、牙龈萎缩、牙龈出血、贫血、便秘、尿道炎等症状。

维生素D

维生素D能够保护大脑中的细

胞和关键信息，可以说是脑组织活动的得力“助手”。遍布大脑的维生素D受体就是维生素D在大脑中发挥作用的证据，维生素D可影响大脑中有关学习和记忆的蛋白质等，对大脑有积极影响。研究还发现，维生素D可抑制过度活跃的免疫系统，提高抗氧化水平，为大脑“解毒”。

此外，维生素D可以帮助身体充分利用钙和磷来强健牙齿和骨骼，帮助预防骨质疏松症，降低髋部骨折的风险等。

建议每日摄入量

成年人一般每日需摄入约10微克的维生素D。食用母乳的新生儿，每日也要适量补充维生素D，喝配方奶粉的婴儿则不必添加。

正在服用抗生素者，必须增加对维生素D的摄取；皮肤颜色较黑且住在北方地域的人也需要摄入更多的维生素D。

主要食物来源

维生素D的食物来源并不多，鱼肝油、鲔鱼、鲱鱼、沙丁鱼、小鱼干、动物肝脏、蛋类、添加了维生素D的乳制品等都含有较丰富的维生素D。其中，鱼肝油是最丰富的来源。此外，也可通过日光浴获得，太阳的紫外线可使皮肤中的胆固醇转变成维生素D。因此维生素D也被称为“阳光维生素”。

营养素过量或缺乏的主要表现

营养素过量

维生素D摄取过量，会使钙囤积在肾脏内，有引起肾脏病的危险。长期摄取大量的维生素D对人体有毒副作用，表现为尿频、食欲缺乏、恶心、呕吐、腹泻等。

营养素缺乏

维生素D缺乏可导致佝偻病、手足抽搐症、骨软化病、骨质疏松症等疾病。中国儿童佝偻病的发病率较高，主要原因是日照不足，体内合成的维生素D严重缺乏。

维生素E

维生素E在人体内作用非常广泛，比很多营养素作用都大，故有“护卫大使”之称。维生素E在身体内具有良好的抗氧化性，能够保持红细胞的完整性，促进细胞合成。

另外，维生素E和维生素A协同作用，可抵御大气污染，保护肺，常在粉尘较大的地方工作的人应该注意多食用维生素E。此外，维生素E还能刺激尿酸排泄；更年期女性适当摄取维生素E，可改善更年期的潮热与头痛；糖尿病患者适当摄取维生素E，也有改善病症的效果；和维生素C一起服用，能保持血管的弹性和健康。

建议每日摄入量

成年人每日维生素E的摄入量为15毫克。经常饮用以氯消毒的自来水者，服用避孕药、阿司匹林、含酒精类药物、激素类药物者，孕妇和中老年人及神经系统发育迟缓的儿童都要适当补充维生素E。

主要食物来源

维生素E在水果、蔬菜、粮食、食用油中均存在，如猕猴桃、橄榄、瘦肉、乳类、蛋类、莴笋、黄花菜、圆白菜等及松子、核桃等坚果类食物，还有葵花籽、芝麻、玉米、花生等压榨出的植物油中均含有维生素E。

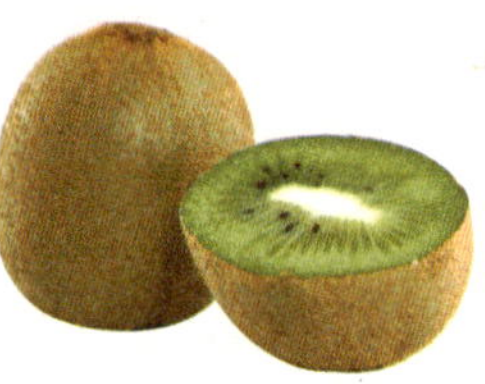

● 猕猴桃

营养素过量或缺乏的主要表现

营养素过量

维生素E属于脂溶性维生素中毒性相对比较小的一种维生素。但是，如果服用维生素E的剂量比较大，会出现恶心、视觉模糊、腹泻、肌无力等中毒症状。每天服用的维生素E量应以不超过400毫克为宜。

营养素缺乏

当机体缺乏维生素E时，会出现肌无力、小脑共济失调、神经退行性病变、视网膜退行性病变等。维生素E缺乏的现象容易出现在脂肪吸收障碍患者、低体重的早产儿等身上。

钙

大部分人都知道钙是构成骨骼及牙齿的重要成分，并维持骨骼的强健，预防骨质流失，改善骨质疏松症，另外，它还能帮助肌肉收缩，血液凝结，并维护细胞膜，降低患大肠腺瘤、结直肠癌的概率，而心脏和肌肉的正常功能也离不开它。

此外，钙还是大脑生长发育和新陈代谢的无机元素，大脑通过钙离子的激活，能够兴奋或者抑制大脑和神经的活动。可以说钙质是脑部的动力源。同时钙可以调节神经递质释放的速度和水平，直接参与信息传递，在神经的传导中起主导作用。

建议每日摄入量

人体对钙的需要量依个人体质不同而有所区别。中国营养学会规定了我国居民不同时期膳食钙的适宜摄入量。

不同年龄段人群钙摄取量的参考值如下：

年龄段	摄取量（毫克/天）
1~3岁	600
4~10岁	800
11~17岁	1000
18~50岁	800
50岁以上	1000

主要食物来源

日常的食物中，含钙较多的有牛奶、排骨、沙丁鱼、鲑鱼、小虾、乳制品、干酪、甘蓝、西蓝花、绿色叶菜、豆类、花生、芝麻、核桃、葵花籽。

特别是牛奶，如果每人每日喝牛奶250毫升，便能提供钙300毫克。

营养素过量或缺乏的主要表现

营养素过量

如果钙的摄取量较高，那么镁的摄取量也要相应地提高。因为如果镁太少时，钙则会在肌肉、心脏和肾脏中积聚。

另外，钙摄取过多还会导致高钙血症，造成骨骼和某些组织的过度钙化。与此同时，过量的钙也会影响神经系统和肌肉的正常功能。

营养素缺乏

钙缺乏可导致佝偻病、骨质疏松症、牙齿不健康、脊椎侧弯、容易骨折、失眠、偏头痛等症状。

铁

铁是血液中的重要组成成分，是维持生命的重要矿物质，它对于血红素及部分酶的产生是不可或缺的。人体内所消耗的铁，有将近50%被拿来当作血液中血红蛋白的原料，剩下50%的铁则会被储存于肌肉、脊椎、肝脏及脾脏内。

建议每日摄入量

人体对铁的需要量依个人体质不同而有所区别。中国营养学会规定了我国居民不同时期膳食铁的适宜摄入量。

不同年龄段人群铁摄取量的参考值如下：

年龄段	摄取量（毫克/天）
0~0.5岁	0.3
0.5~1岁	10
1~10岁	12
11~13岁	16（男），18（女）
14~17岁	20（男），25（女）
18~50岁	15（男），20（女）
50岁以上	15

主要食物来源

铁主要存在于动物内脏、菠菜、海带、紫菜、黄豆、油菜、杏、大枣、橘子、紫葡萄、柿饼等食物中。但这些铁大多属于有机铁，胃肠道对它的吸收率只有10%。

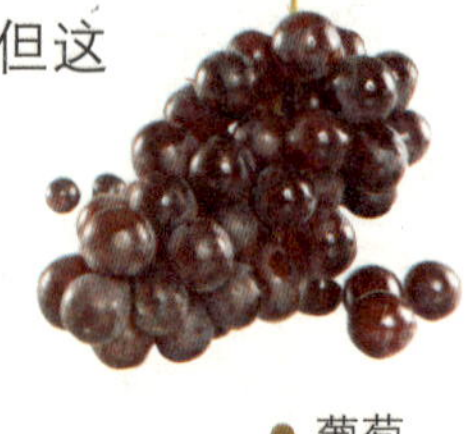
葡萄

营养素过量或缺乏的主要表现

营养素过量

若长时间摄取铁过量，则会出现上腹部不适，腹痛，恶心呕吐，腹泻黑便，甚至面部发紫，昏睡或烦躁，急性肠坏死或穿孔，严重者可出现休克进而导致死亡。

营养素缺乏

缺铁会导致缺铁性贫血，表现为脸色苍白、口唇黏膜及眼结膜苍白，疲倦、头晕、心悸、指甲易断、怕冷等。此外，缺铁可损害儿童的认知能力且难以恢复。

卵磷脂

卵磷脂是形成细胞膜等生物体内黏膜的主要成分，也是脑部、神经及细胞间的信息传递介质，负责功能的调节，并与肝脏的代谢活动密切相关。

此外，卵磷脂是一种天然营养活性剂，是“构筑”聪明大脑的重要物质，可促进大脑发育，增强记忆力。

建议每日摄入量

虽然人体的肝脏可以分泌卵磷脂，但30岁后分泌功能将逐年下降，因此，为了保持生命的活力，需通过膳食适量摄入卵磷脂。研究指出，正常成年人每日需要摄取卵磷脂4~7.5克，平均每日6克，才能满足生理需要，年龄越大，需要的量就越多。

主要食物来源

含有卵磷脂的食物包括：牛肉，鸡蛋，动物肝脏、肾脏、脑，黄豆，大麦芽，玉米，花生，全麦粉，大米，鳟鱼，核桃仁，葵花籽等，平日可多吃这些食物来补充卵磷脂。

营养素过量或缺乏的主要表现

营养素过量

过量地服用卵磷脂会导致代谢紊乱，同时也会造成胃肠道的不适。

营养素缺乏

缺乏卵磷脂会导致神经外膜的缺损与淀粉类物质的堆积。

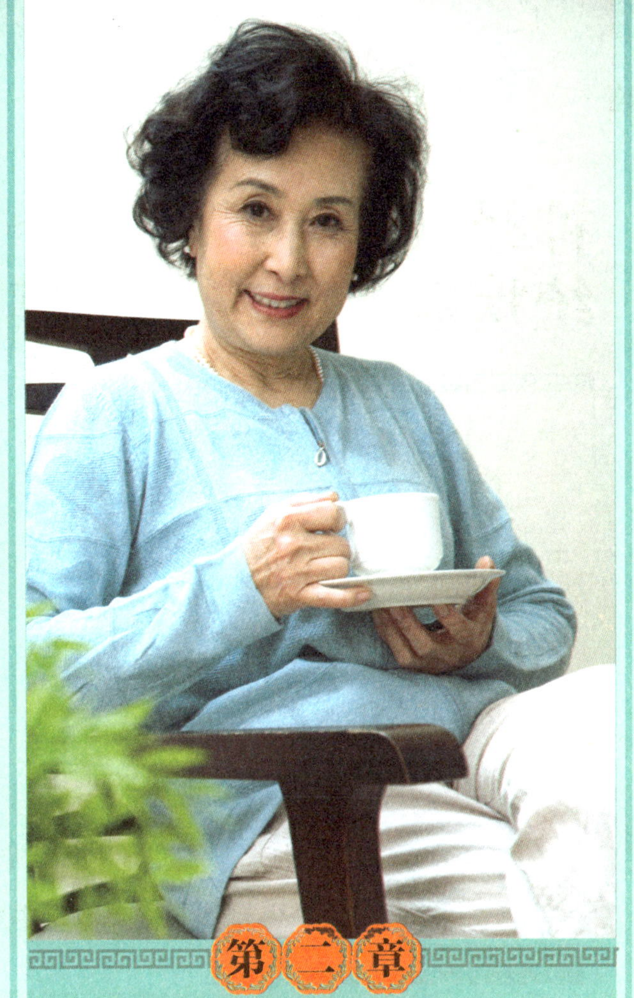

第二章 常见病症饮食宜忌

人吃五谷杂粮，不可能不生病。随着科技的进步及物质生活的不断丰富，各种各样的『富贵病』也常常会困扰人们的生活。对于各种各样的疾病，有没有有效的预防及改善措施呢？本章对常见的一些身体不适及病症就饮食方面做了非常详细的讲解。

神经、精神系统疾病

脑卒中

脑卒中是由脑部血液循环障碍所导致的一过性或永久性脑功能障碍的一组疾病。包括颅内和颅外动脉、静脉及静脉窦等部位病变的疾病，但以动脉病变为多见。脑卒中起病急骤，除用药物治疗外，还可以通过饮食来预防发作和再次发作。

相关症状表现

- ⊙ 恶心呕吐
- ⊙ 头痛
- ⊙ 头晕
- ⊙ 听力障碍
- ⊙ 步态不稳
- ⊙ 突然出现一侧肢体麻木、不能讲话或听不懂话

注：全书“相关症状表现”版块出现的症状信息多为可能性症状，并不代表所有患者均会出现此种症状，也不代表全部症状，仅供读者参考，在此做出特别说明。

宜吃食物推荐

◎脑卒中患者宜吃：胡萝卜、菠菜、冬瓜、油菜、小麦、大豆、赤小豆、绿豆、海带、紫菜、虾等食物。

● 菠菜

胡萝卜	◎降低胆固醇。 ◎增强血管的致密性。 ◎保护血管。
紫菜	◎可减少胆固醇在动脉壁沉积，进而预防动脉粥样硬化的发生。

忌吃食物提醒

◎脑卒中患者忌吃：韭菜、香肠、肥肉、动物内脏、辣酱、芥末、辣椒、葱、大蒜等食物。

［香肠］

◎富含胆固醇，易加速血管硬化。

宜知的饮食原则

◎处理食物时要多采用清蒸、水煮、凉拌的方式，控制油脂的摄入量。

◎最好吃一些流质的食物。

◎膳食总体上要低盐、低脂肪、低胆固醇。

忌走进的饮食陷阱

◎少吃油腻食物，禁忌烟酒。

◎不吃煎炸食品，食用油不宜反复煎炸食用。

偏头痛

偏头痛是最常见的血管性头痛，呈现与脉搏一致的搏动性痛或胀痛。检查可见颞动脉隆起，搏动增强，压迫后头痛可减轻，多因劳累、情绪过度紧张、经期异常等原因诱发。专家建议，有偏头痛病史的人，不妨采用食疗的办法。

相关症状表现

⊙ 视力异常
⊙ 剧烈头痛
⊙ 恶心呕吐
⊙ 怕光线、人声
⊙ 失眠

宜吃食物推荐

◎偏头痛患者宜吃：苹果、梨、葡萄、柚子、火龙果、芥菜、豆芽、大蒜、玉米、大豆、豆腐、糙米、燕麦、南瓜子、葵花籽、花生、蜂蜜等食物。

花生	◎含有大量的镁元素，可调整血管张力，抑制神经兴奋，进而缓解头痛。
豆腐	◎富含镁元素，能够调节血流，放松肌肉，有助于预防和缓解偏头痛。

忌吃食物提醒

◎偏头痛患者忌吃：香肠、腌牛肉、牛奶、蚕豆、毛豆、咖啡、浓茶、巧克力等食物。

[巧克力]

◎含有大量的酪氨酸，可转变为肾上腺素，从而引发头痛。

[牛 奶]

◎富含酪胺，可引发偏头痛。

宜知的饮食原则

◎注意科学饮食，以低脂、少盐为基本原则；吃饭要定时定量。

忌走进的饮食陷阱

◎不要过量饮酒。

◎忌吃辛、辣、酸、麻食物。

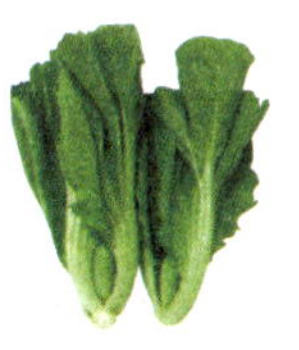

● 芥菜

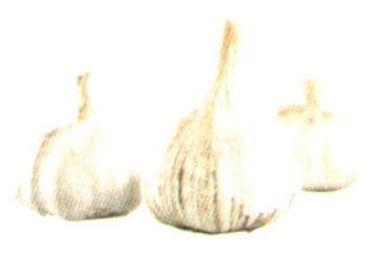

● 大蒜

神经衰弱

神经衰弱是指大脑由于长期情绪紧张和精神压力过大而产生精神活动能力减弱的症状。缓解神经衰弱可以采用舒缓压力、调节情绪的方法，同时可以通过饮食来调控。

相关症状表现

- ⊙ 失眠
- ⊙ 全身乏力
- ⊙ 头痛
- ⊙ 情绪烦躁不安

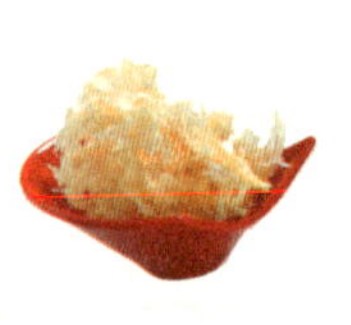
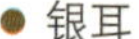

● 银耳

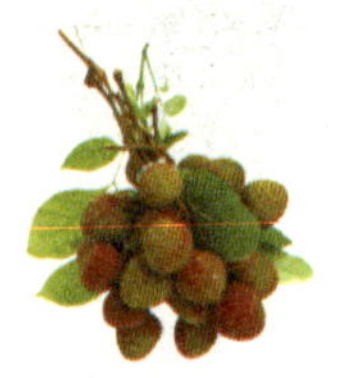

● 荔枝

宜吃食物推荐

◎神经衰弱患者宜吃：糯米、西米、鹌鹑蛋、银耳、蜂王浆、葡萄、小麦、何首乌、核桃、大枣、荔枝、莲子、香菇、蜂蜜、豆制品等食物。

银耳	◎提神健脑、补肾润肺、生津益气。
鹌鹑蛋	◎富含卵磷脂，是高级神经活动必需的营养元素之一。
何首乌	◎补血、强心。

忌吃食物提醒

◎神经衰弱患者忌吃：浓茶、烈性白酒、咖啡、辣椒、槟榔、胡椒等食物。

[咖 啡]

◎所含咖啡因可刺激神经，进而加重失眠症状。

[胡 椒]

◎辛辣温燥，会给神经带来不良刺激，而导致上火和心情烦躁。

◎耗气伤阴。

宜知的饮食原则

◎饮食需清淡，应该多吃富含多种营养的食品。

◎营养摄取要均衡，人体必需的营养素缺一不可。

◎多吃天然食品，少吃罐头、果脯、香肠等加工食品。

◎饮食一定要定时。养成良好的生活习惯对于肠胃及整个身心都十分有利，可以改善神经衰弱的症状。

忌走进的饮食陷阱

◎忌辛辣刺激的食物。辛辣刺激的食物性温，而神经衰弱者多为阴虚火旺型体质，若长期食用辛辣刺激的食品，很容易助长火气，加重神经衰弱的症状。

◎忌饮用有兴奋刺激作用的饮料。神经衰弱患者大多为脑力劳动者，常常需要喝具有兴奋作用的饮料来提神，这会造成神经衰弱症状加重。

◎不可多吃油腻煎炸之物。

◎不应过饥过饱，也不可暴饮暴食。

◎忌长期服用镇静剂或安眠药。

对症补充营养素

神经衰弱者不得不补的两种营养素

烟酸：烟酸是神经系统新陈代谢的一种辅酶，具有催化作用，可加强脑细胞的功能，加速糖和蛋白质的代谢过程，因而促进了脑细胞的兴奋和抑制，对神经衰弱患者具有较好的缓解作用。

所以，神经衰弱患者应多摄取烟酸。

维生素E：维生素E是一种强力的防氧化剂，它能保护构成脑细胞的重要成分——卵磷脂不受氧化而失效，对神经衰弱患者有一定疗效。

但应注意的是，维生素E不能和含铁质的食物如芹菜、紫菜、菠菜、动物肝脏及贝类等同食，否则营养会失效。

对症膳食推荐

水果莲子羹

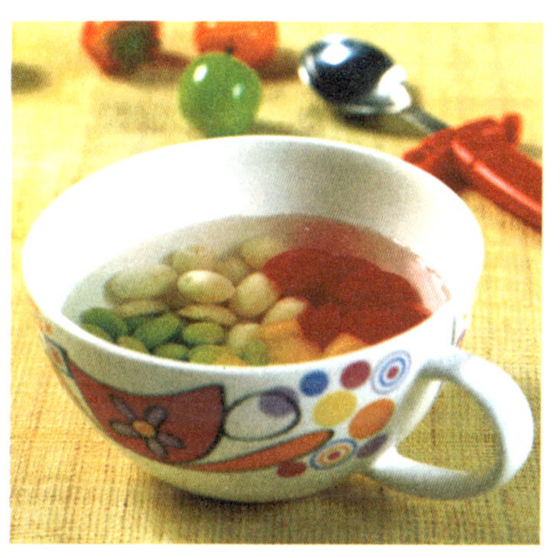

材料 净莲子200克，菠萝丁50克，净樱桃、青豆、桂圆肉各25克。

调料 冰糖适量。

做法

1. 将莲子去芯，上笼蒸软后取出，沥水装入碗中；青豆、桂圆肉洗净。
2. 将水煮沸，放入冰糖，待冰糖溶化后沥出杂质。
3. 放入莲子、菠萝丁、樱桃、青豆、桂圆肉，待水煮沸即成。

三叉神经痛

三叉神经痛被称为天下第一痛，是神经科常见病之一。目前，该病的病因及发病机制尚不清楚。三叉神经痛具有反复发作的特点，给患者造成了极大的痛苦。专家建议，患者可以在生活中通过饮食来缓解病情。

相关症状表现

⊙ 患侧面部痉挛性扭曲
⊙ 患侧面部先发白然后潮红
⊙ 流泪
⊙ 流涕
⊙ 皮肤粗糙
⊙ 流涎
⊙ 结膜充血、水肿、混浊
⊙ 眉毛脱落

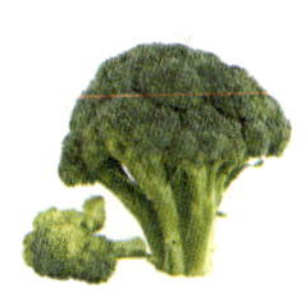

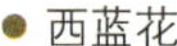

● 西蓝花

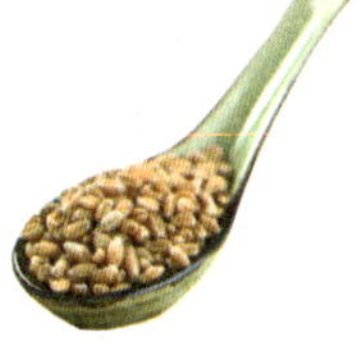

● 小麦

宜吃食物推荐

◎三叉神经痛患者宜吃：西蓝花、圆白菜、番茄、土豆、葡萄、荔枝、苹果、大豆、小麦、赤小豆、绿豆、豆腐、豆浆、豆干、瘦猪肉、动物肝脏等食物。

西蓝花	◎含有丰富的营养物质，对缓解三叉神经痛症状有一定的辅助治疗作用。
小麦	◎可为机体提供能量。 ◎可以保护神经功能。

忌吃食物提醒

◎三叉神经痛患者忌吃：花生、葵花籽、核桃、咖啡、酒、冰激凌、葱、姜、蒜、辣椒、花椒等食物。

[冰激凌]

◎冷冻食品刺激性过强，可能会诱使病症复发，甚至还可能加重病情。

宜知的饮食原则

◎宜多吃富含维生素B_1和维生素C的食物。维生素B_1在脱羧相关的酶促反应中扮演了重要角色，对糖类的代谢十分重要。

◎处理食物时最好采取清蒸、水煮等方式。

◎饮食要均衡，可采用少食多餐的进食方式。

忌走进的饮食陷阱

◎忌吃过酸过甜的食物。

◎不能吃过于坚硬的东西。

坐骨神经痛

坐骨神经痛是指坐骨神经病变，沿坐骨神经通路即腰、臀部、大腿后、小腿后外侧和足外侧发生的疼痛症状群。坐骨神经痛病因复杂多样，且可反复发作，给患者造成了极大的痛苦。现代医学研究表明，合理饮食对坐骨神经痛有一定的治疗作用。

相关症状表现

⊙ 肌力减退

⊙ 臀部向股后放射性疼痛

宜吃食物推荐

◎坐骨神经痛患者宜吃：西蓝花、圆白菜、胡萝卜、番茄、瘦牛肉、瘦猪肉、小麦、大豆、赤小豆、绿豆、核桃、杏仁、栗子、牛奶等食物。

瘦猪肉	◎富含蛋白质，有助于维持肌肉、韧带、骨骼的功能。
牛奶	◎富含钙元素，可预防坐骨神经痛的发生。 ◎可有效缓解疼痛。

忌吃食物提醒

◎坐骨神经痛患者忌吃：咖啡、辣椒、冰激凌、巧克力等食物。

[辣 椒]

◎刺激性过强，会加重痛感，不利于患者的康复。

宜知的饮食原则

◎适当吃些坚果，如核桃、白果、松子等，它们含丰富的神经代谢营养物质。

◎多食用含维生素和膳食纤维的食品，尤其是B族维生素，它是神经代谢非常重要的物质，维生素C、维生素D等也是机体不可缺少的营养物质。

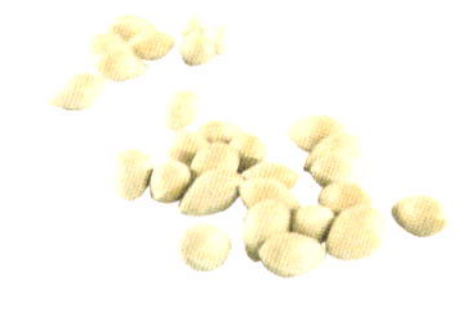

● 白果

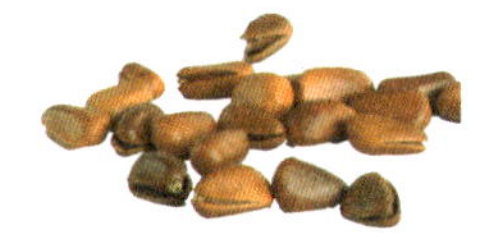

● 松子

忌走进的饮食陷阱

◎饮酒过多对肝脏损害较重，降低机体免疫力，对疾病恢复有严重影响。

帕金森病

帕金森病是一种常见于中老年的神经系统变性疾病，主要发病部位为大脑的中脑。迄今为止，帕金森病的病因仍不十分明了，就目前的研究发现，该病与年龄增长、遗传易感性和环境毒素的接触等综合因素有关。研究还发现，合理饮食对此病有积极作用。

相关症状表现

- ⊙ 静止性震颤
- ⊙ 肌肉强直
- ⊙ 行动迟缓
- ⊙ 嗅觉减退
- ⊙ 情绪与智力改变
- ⊙ 明显体重下降
- ⊙ 食欲缺乏
- ⊙ 咀嚼 、吞咽困难
- ⊙ 抑郁
- ⊙ 便秘
- ⊙ 睡眠障碍

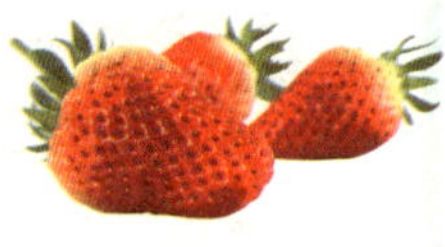

● 草莓

宜吃食物推荐

◎帕金森病患者宜吃：胡萝卜、韭菜、番茄、菠菜、西瓜、梨、菠萝、葡萄、苹果、草莓、桑葚、咖啡、小麦等食物。

桑葚	◎润肠通便、补肝益肾、养血生津。 ◎滋液熄风、保护大脑。
咖啡	◎所含有的咖啡因可以预防大脑功能减退，并且能够延缓智力降低。

忌吃食物提醒

◎帕金森病患者忌吃：牛肉、肥猪肉、动物肝脏、辣椒、芥末、咖喱、猪油、黄油、油炸食品等食物。

[猪 油]

◎富含饱和脂肪酸，会增加人体内胆固醇含量，进而加重病情。

宜知的饮食原则

◎食物要多样而营养均衡。

◎每天要补充足够的水分。

◎吃肉的时候最好选择瘦肉的部位。

◎每天可以安排3顿正餐，2～3顿加餐，每餐的分量不宜多。

忌走进的饮食陷阱

◎不要勉强自己一餐进食很多食物。

◎忌食含维生素B_6的食物，此类食物会影响人体对药物有效成分的吸收。

阿尔茨海默病

阿尔茨海默病，是发生在老年期及老年前期的一种原发性退行性脑病，指的是一种持续性高级神经功能活动障碍。目前此病尚无特效的治疗方式及药物，老年朋友可通过日常饮食来改善此病症状或预防此病。

相关症状表现

- ⊙ 思维迟钝
- ⊙ 常伴有不自主运动
- ⊙ 步态异常
- ⊙ 感觉障碍
- ⊙ 肢体僵直

宜吃食物推荐

◎阿尔茨海默病患者宜吃：番茄、冬瓜、南瓜、西蓝花、菠菜、韭菜、芹菜、土豆、梨、鸡蛋、菠萝、草莓、柿子、杧果、西瓜、花生、牛肉、鳟鱼、金枪鱼、鲱鱼、牡蛎等食物。

鸡蛋	◎富含蛋白质，蛋白质是维持人体及大脑细胞运作不可或缺的营养素，对大脑有保健作用。
牛肉	◎含有大量的优质蛋白，经常食用可强化大脑功能。

忌吃食物提醒

◎阿尔茨海默病患者忌吃：肥肉、动物肝脏、动物油脂、螃蟹、油条等食物。

[动物肝脏]

◎富含铜元素，可加重高铜所致的阿尔茨海默病患者的病情。

[油 条]

◎油条在制作时会加入明矾，明矾中含有铝元素，如果长期食用，不利于控制阿尔茨海默病患者的病情。

宜知的饮食原则

◎患者饮食要均衡摄入各种营养素。

◎要摄入足够的热量和蛋白质。

忌走进的饮食陷阱

◎忌饮食过多，造成肥胖。

◎忌吃腌制食品。

◎烹调菜肴时，不要放过多的味精。

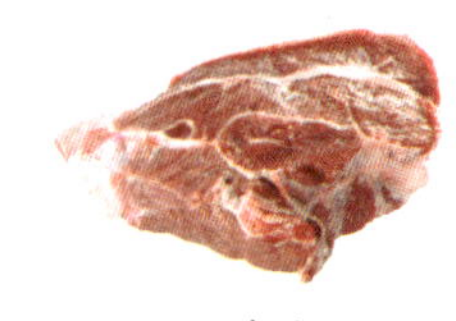

● 牛肉

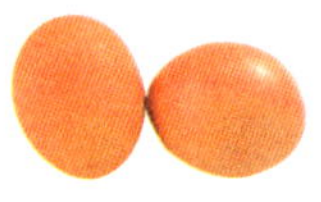

● 鸡蛋

癔症

癔症是一种常见的精神障碍，多由生活事件、内心冲突或情绪激动、暗示或自我暗示等引起。临床表现为急起的短暂的精神障碍、身体障碍（包括传入神经、传出神经和自主神经功能紊乱）。癔症的治疗方法有很多种，以下将介绍辅助治疗癔症的饮食方法。

相关症状表现

⊙ 失声
⊙ 缄默
⊙ 自伤
⊙ 咬衣服
⊙ 捶胸顿足
⊙ 扯头发
⊙ 意识朦胧
⊙ 手足乱舞
⊙ 哭笑不止
⊙ 短暂性听力丧失

宜吃食物推荐

◎癔症患者宜吃：银耳、大枣、莲子、麦片、白萝卜、蜂蜜、粳米、枸杞子、猪心、猪肝、蛋类、瘦肉等食物。

● 白萝卜

白萝卜	◎理气调心、清热生津、下气宽中。
大枣	◎安神、养心镇静、补气益血。
枸杞子	◎养心静气，稳定神经功能，补肝益肾。

忌吃食物提醒

◎癔症患者忌吃：人参、荔枝、腌肉、海鲜等食物。

［人参］

◎可大补元气，易致癔症患者心神不宁、情绪激动，可能会加重病情。

［荔枝］

◎荔枝属温燥之品，食后会加重患者体内的火气，不利于病情的控制。

宜知的饮食原则

◎宜进食清淡而富有营养的食物。

◎宜进食有助于睡眠的食物。

忌走进的饮食陷阱

◎少吃上火、辛辣刺激性食物及煎炸品。

心脑血管及血液疾病

冠心病

冠心病的形成是由于脂肪沉积于冠状动脉内壁，形成斑块，使动脉狭窄。这种狭窄会使心肌缺血，导致器官病变。有时也因斑块破裂，引起血管内出血形成血栓，堵塞动脉管腔而导致一系列临床症状和体征。经研究发现，冠心病可通过饮食进行调理。

相关症状表现

- ⊙ 呼吸困难
- ⊙ 心悸
- ⊙ 恶心
- ⊙ 呕吐
- ⊙ 大汗
- ⊙ 眩晕
- ⊙ 面色苍白

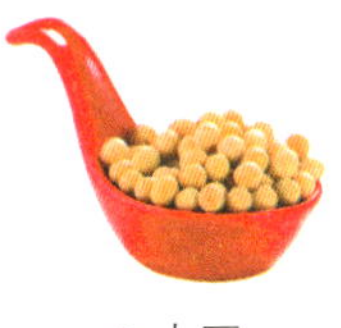

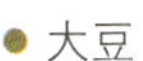

● 大豆

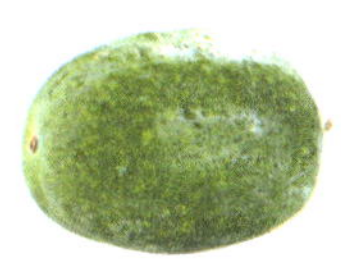

● 冬瓜

宜吃食物推荐

◎冠心病患者宜吃： 大白菜、芹菜、韭菜、菠菜、黄瓜、冬瓜、苹果、香蕉、鸡肉、薏米、糙米、燕麦、芝麻、大豆等食物。

● 黄瓜

大豆	◎富含不饱和脂肪酸，有益于维持神经和血管的功能。 ◎富含优质蛋白，能够有效增强体质。

忌吃食物提醒

◎冠心病患者忌吃： 动物内脏、腊肉、虾子、蟹黄、鱼子等食物。

[鱼子]

◎富含胆固醇类物质，易诱发心脑血管疾病。

宜知的饮食原则

◎**要增加蛋白质的摄入量**。如瘦肉类、鱼类等，以供给必需的氨基酸。

◎**多吃新鲜蔬果**。因其含维生素C、钾、镁等元素，对心脏有显著的保护作用。

忌走进的饮食陷阱

◎每日饮食总热量不宜太高，对糖类要加以限制。

心肌炎

心肌炎指心肌中有局限性或弥漫性的急性、亚急性或慢性的炎性病变。近年来病毒性心肌炎的相对发病率不断提高，病情轻重不同，表现差异很大，婴幼儿病情多较重，成年人相对较轻。心肌炎患者在药物治疗的同时，也可通过饮食对此症进行调理。

相关症状表现

⊙ 发热
⊙ 咽痛
⊙ 心悸
⊙ 呼吸困难
⊙ 心律失常

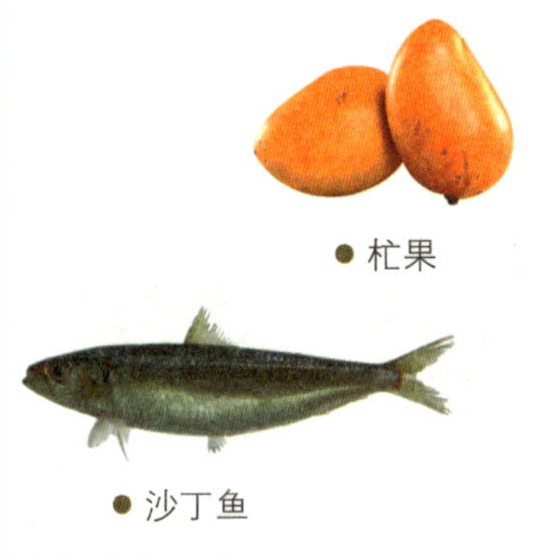

● 杧果

● 沙丁鱼

宜吃食物推荐

◎心肌炎患者宜吃： 芹菜、油菜、豆芽、胡萝卜、南瓜、土豆、柠檬、杧果、哈密瓜、木瓜、菠萝、柑橘、柿子、牡蛎、沙丁鱼、大米、小麦、瘦猪肉等食物。

杧果	◎含有丰富的维生素C，可保护心肌细胞，有助于缓解病情。
沙丁鱼	◎含有丰富的辅酶Q10，可强壮心脏，并能预防心脏病的发生。

忌吃食物提醒

◎心肌炎患者忌吃： 肥肉、动物内脏、全脂牛奶、奶油、罐头类食品等食物。

[肥 肉]

◎含有较多的低密度脂蛋白胆固醇，可升高血脂，加重心肌炎患者的病情。

宜知的饮食原则

◎少食多餐，每餐不要吃太饱，晚餐应尽量少吃。

◎注意钠、钾平衡，适当增加镁的摄入，这有利于防止心律失常和心力衰竭的发生和发展。

忌走进的饮食陷阱

◎避免过冷、过热、过量和刺激性食物。

◎远离烟酒。尤其是烟草，严重影响心肌供血。

◎不吃或少吃高脂肪的食物。

心肌梗死

心肌梗死是一种严重的心血管疾病，是指心肌的缺血性坏死。在冠状动脉病变的基础上，冠状动脉的血流急剧减少或中断，使相应的心肌出现严重而持久的急性缺血，最终导致心肌的缺血性坏死。专家提醒，心肌梗死患者平时注意饮食调养，对病情有利。

相关症状表现

⊙ 心悸
⊙ 心律失常
⊙ 心力衰竭
⊙ 休克
⊙ 发绀
⊙ 头痛
⊙ 发热
⊙ 眩晕

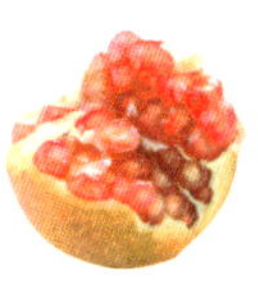
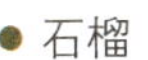
● 石榴

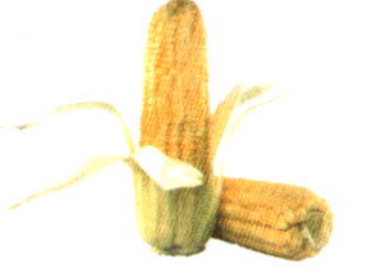
● 玉米

宜吃食物推荐

◎心肌梗死患者宜吃：番茄、菠菜、豆芽、胡萝卜、黄瓜、石榴、西瓜、菠萝、草莓、葡萄、小麦、绿豆、玉米、瘦猪肉、豆腐等食物。

番茄	◎富含番茄红素，可以防止动脉粥样硬化。 ◎软化血管、防止血红蛋白氧化。

忌吃食物提醒

◎心肌梗死患者忌吃：动物内脏、肥肉、鸡皮、墨鱼、蟹黄、虾子、鱼子、蛋黄、土豆、奶油等食物。

［墨鱼］

◎胆固醇含量过高，易导致血液黏稠。

［奶油］

◎脂肪和胆固醇含量高，易导致血管阻塞，从而引发心肌梗死。

宜知的饮食原则

◎少食多餐。每餐进食量不宜过多，否则会加重心肌梗死的程度。

◎常吃植物油。

◎注意钠、钾平衡，适当增加镁的摄入，以防止或减轻心肌梗死的并发症。

忌走进的饮食陷阱

◎烹饪时不要加入过多的调味品。

◎限制食盐。钠有很强的吸收水分的作用，食盐过多，可使血容量增加，从而直接增加心脏负担。

低血压

低血压常伴有乏力、头晕、眼前发黑等自觉症状，常见于女性、贫血或失血过多者、中老年人、缺乏运动者、长期卧床者等。血压会随性别、年龄、体质等不同而有所变化，偶尔的低血压无须过于紧张，只要通过膳食调理，就可以平衡控制血压。

相关症状表现

⊙ 眩晕
⊙ 身心疲惫
⊙ 眼黑
⊙ 肢软
⊙ 视力不佳

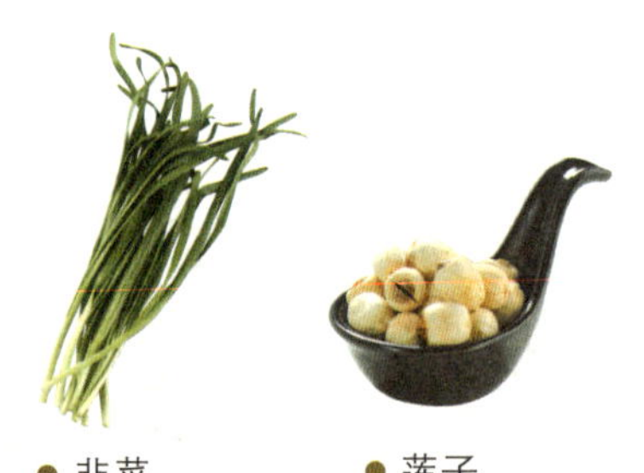

● 韭菜　● 莲子

宜吃食物推荐

◎低血压患者宜吃：韭菜、羊肉、公鸡肉、鱼、螃蟹、百合、人参、大枣、莲子、桂圆、生姜等食物。

生姜	◎刺激胃液分泌、促进消化、升高血压。
桂圆	◎养心补血、健脑补气、开胃益脾。

忌吃食物提醒

◎低血压患者忌吃：洋葱、冬瓜、苦瓜、芹菜、番茄、绿豆、赤小豆、玉米、酒、浓茶、咖啡等食物。

[芹菜]

◎富含酸性降压成分，会降低血压。

[苦瓜]

◎具有降压作用，会使血压更低。

宜知的饮食原则

◎低血压患者宜适当选择一些高钠、高胆固醇的饮食，以利于提高血液中的胆固醇浓度，使血压上升。

◎注意荤素搭配，避免单纯食用素食。

◎因失血及月经过多造成低血压者，平时应注意及时补铁。

忌走进的饮食陷阱

◎忌食生冷及寒凉、破气食物，如菠菜、萝卜等。

◎低血压不能不吃饭或吃饭过少。

脑梗死

脑梗死又叫作缺血性脑血管病，是一种因脑血管内发生血栓、栓塞或其他原因导致脑供血不足而引起的疾病。脑梗死的病因主要包括大动脉粥样硬化、心源性栓塞和小动脉闭塞等。通过饮食调养可改善病症。

相关症状表现

- ⊙ 失语
- ⊙ 头痛
- ⊙ 遗尿
- ⊙ 眩晕
- ⊙ 昏迷
- ⊙ 瘫痪

宜吃食物推荐

◎脑梗死患者宜吃：芹菜、蒜苗、豆芽、黄瓜、小白菜、柿子、柑橘、石榴、木瓜、杏、红枣、苹果、猕猴桃、海带、紫菜、赤小豆、小麦等食物。

小麦	◎富含维生素E，具有调节血脂的作用，可预防脑梗死的发生。
柑橘	◎富含维生素C，对心肌细胞有保护作用，可缓解脑梗死症状。

忌吃食物提醒

◎脑梗死患者忌吃：肥肉、糕点、贝壳类、鱿鱼、墨鱼、糖果、碳酸饮料等食物。

[糖 果]

◎会增加血液黏稠度，不利于控制病情。

宜知的饮食原则

◎食用肉类时，宜选用含不饱和脂肪酸多的肉类。猪肉和牛肉最好选择瘦肉部位食用。

忌走进的饮食陷阱

◎不能暴饮暴食，进餐时养成细嚼慢咽的习惯。

◎忌过量摄入脂肪。每日膳食中要有意识地减少总的脂肪量。减少动物脂肪的摄入量；烹调时可以用植物油代替动物油，如花生油、豆油、玉米油等。

◎忌饮食总热量超标。

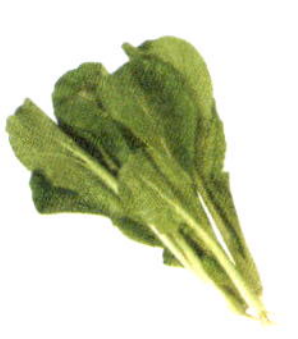

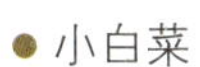

● 小白菜

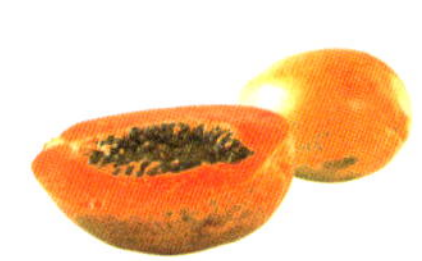

● 木瓜

高血压

高血压是指动脉血压异常增高，多见于中老年人。高血压多因精神刺激、情绪波动使高级神经功能活动紊乱，各器官缺血，尤其是肾脏缺血引起机体内一系列变化而致。专家认为，通过饮食调节可以在一定程度上控制血压，有利于血压的稳定。

相关症状表现

- ⊙ 头痛
- ⊙ 头晕
- ⊙ 耳鸣
- ⊙ 健忘
- ⊙ 失眠
- ⊙ 心悸
- ⊙ 乏力
- ⊙ 气短
- ⊙ 多尿
- ⊙ 眼花
- ⊙ 肢体麻木
- ⊙ 暂时性失语

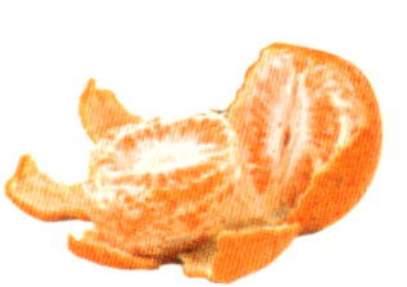

● 橘子

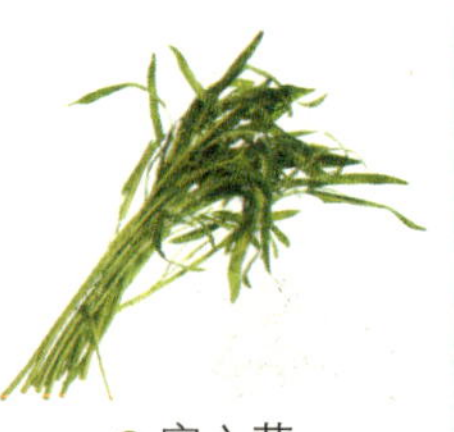

● 空心菜

宜吃食物推荐

◎高血压患者宜吃： 冬瓜、芹菜、萝卜、大白菜、油菜、菠菜、苦瓜、丝瓜、番茄、绿豆芽、空心菜、香蕉、葡萄、柿子、橘子、苹果、山楂、小米等食物。

● 芹菜

芹菜	◎平肝降压、利尿消肿、降血糖。
苹果	◎富含膳食纤维和多种维生素，有效降低高血压发病风险。
山楂	◎软化血管。 ◎有益于促进血液的流通。

忌吃食物提醒

◎高血压患者忌吃： 肥肉、动物内脏、动物脑、肉松、香肠、人参、鸡肉、鸭蛋等食物。

[鸡 肉]

◎食后会助热动风，不利于缓解高血压症状，甚至还可能加重高血压患者的病情。

[肥 肉]

◎含有较多的脂肪，容易导致血压升高。

宜知的饮食原则

◎每天摄入早餐后，宜饮用1小杯醋。

醋具有增加血管弹性并消除积存于血管中胆固醇的作用。胃溃疡、胃酸过多者忌用。

◎高血压患者宜多食低盐、低脂、高钾类食物，还应该及时补充维生素和矿物质等营养素。

◎宜多吃水果、蔬菜、谷物，它们能帮助人体增加钾的摄入，有助于降压。

忌走进的饮食陷阱

◎高血压患者既不要食用高脂肪食物，也不宜食用过咸或辛辣的食物，还不能食用糖果及蛋糕等高糖食品。

对症补充营养素

补钾是预防高血压的有效方法之一

有关专家早期曾做了一项调查研究，发现世界上一些在与世隔绝环境下生活的部落人群，其平均血压水平较低，且血压不随着年龄的增长而增高，高血压的患病率也是比较低的。

这些人群膳食结构的共同特点就是低钠而高钾，饮食钾钠的比值大于3。与此相反，欧美地区的人群饮食特点为高钠，钾摄入量低于30～70毫摩尔/升，而钠摄入量则高达100～400毫摩尔/升，钾钠比值小于0.4，高血压的发病率则出现了显著升高的趋势。

所以，适当补钾对高血压患者有很好的疗效，但是补充前一定先咨询医生的意见。

对症膳食推荐

冬瓜枸杞子粥

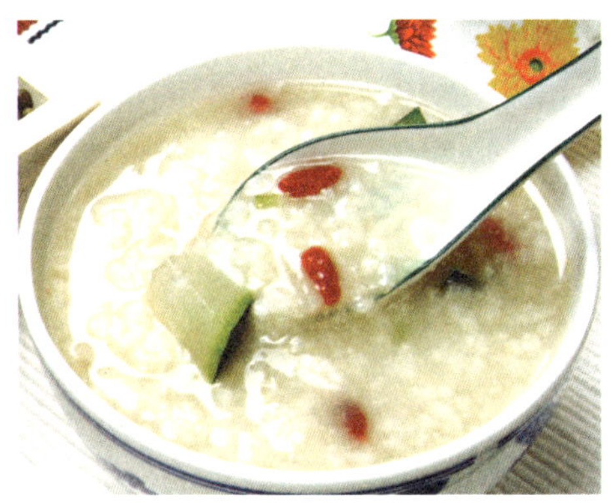

材料 冬瓜1块，枸杞子1大匙，糙米100克。

做法

❶ 冬瓜连皮洗净后切成小块；糙米洗净泡水1小时，备用。

❷ 锅内加入冬瓜块、糙米及3杯水，用大火煮开后，改小火慢煮至粥黏稠、冬瓜皮酥软，最后加入枸杞子再煮5分钟即可。

治疗高血压的小偏方

偏方一：夏枯草（叶、茎）24克，煎浓汤，每天1剂，分3次服。

偏方二：大青叶15克，水煎服。

贫 血

贫血是指血液中红细胞的数量或血红蛋白的含量低于正常的数值。据世界卫生组织统计：全球有10亿人有不同程度的贫血问题，我国贫血患者多于西方国家。在贫血患者中，女性、老年人、儿童为易发人群。科学合理地搭配饮食能有效改善贫血，贫血者不妨试一试。

相关症状表现

- ⊙ 面色苍白或萎黄
- ⊙ 头晕
- ⊙ 浑身无力
- ⊙ 眼冒金星
- ⊙ 皮肤干燥
- ⊙ 眼睑及嘴唇淡白
- ⊙ 食欲不佳
- ⊙ 指甲变形或易断
- ⊙ 烦躁不安

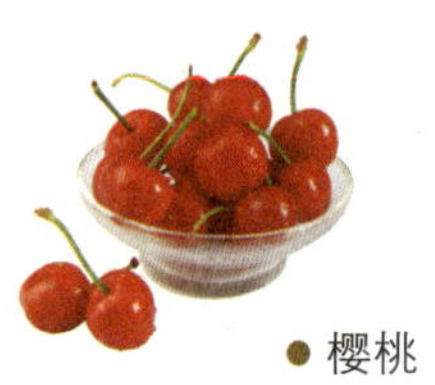

● 樱桃

宜吃食物推荐

◎贫血患者宜吃：鸡肝、猪肝、瘦猪肉、油菜、苋菜、樱桃、大枣、葡萄干、菠萝、无花果、黑豆、胡萝卜、菠菜、桂圆等食物。

鸡肝	◎富含铁元素，可以补血养血。
黑豆	◎属于黑色食物，可以生血。

忌吃食物提醒

◎贫血患者忌吃：葵花籽、核桃、杏仁、韭菜、蒜苗、洋葱、竹笋、红薯干、茶、咸菜、大蒜、奶油、海蜇、蛤蜊等食物。

[大 蒜]

◎降血糖。

◎可以抑制胃液分泌，影响消化。

◎减少血红蛋白和红细胞数量。

[咸 菜]

◎含盐量较多，可加重贫血患者的水肿症状。

◎久食容易导致体内的叶酸和维生素B_{12}消耗殆尽，引起巨幼红细胞性贫血。

宜知的饮食原则

◎平衡膳食。

◎注意饮食方式。食物应烹调精细、软烂、易消化，宜少食多餐。

◎纠正不良饮食习惯。长期偏食和素食的人，要调整饮食的营养结构。

◎采用铁质炊具，对预防缺铁性贫血有益处。

忌走进的饮食陷阱

◎**忌吃生冷不干净的食物。**引发贫血的原因很多，体内寄生虫感染也是其中之一。此类贫血患者喜欢食用未经煮熟的食物，寄生虫因此进入体内。

◎**忌吃碱性食物。**碱性食物可以中和胃酸，而胃酸缺乏会影响食物中铁的游离和转换，故贫血患者应尽量少食碱性食物。

◎**少吃加工食品。**

对症补充营养素

铁——贫血患者的贴心朋友

众所周知，人体缺铁会造成缺铁性贫血。因为铁是组成血红蛋白的主要成分，它的功能是向人体组织输送氧气，当血液流到组织中的微血管时，就会把氧气释放出来，渗入组织器官之中。如果人体缺乏铁质，血红蛋白就会减少，携带的氧气也会减少，脑细胞和身体其他组织细胞经常处在缺氧状态，人就会出现贫血的种种症状。

据调查研究发现，许多女性每天摄入的铁太少，根本不足以弥补每次月经时损失的数量。孕妇对铁的需求量更大，而青少年和接近更年期的女性也容易出现缺铁现象。

所以，专家提醒贫血患者，平时应尽量食用含铁丰富的食物。

病情严重者，可选用恰当的补铁剂，但必须在医生的指导下服用。

孕期贫血患者，一定要谨慎服用补铁剂，以免影响胎儿的正常发育。贫血情形并不严重时，孕期贫血患者应该尽量以食补替代药补。

对症膳食推荐

桂圆大枣糯米粥

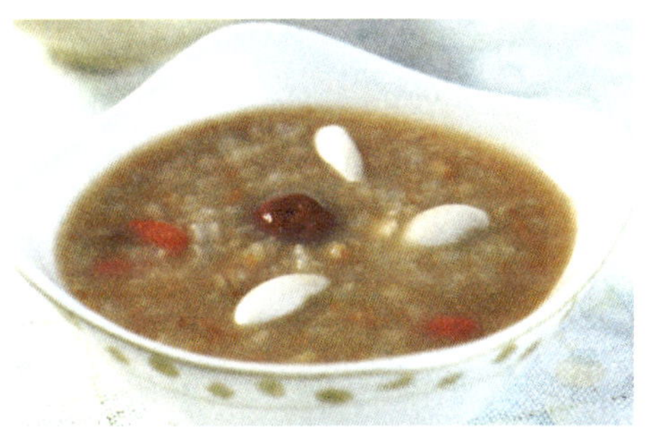

材 料 糯米200克，桂圆干、净大枣各50克，净枸杞子10克，净百合适量。

调 料 白糖适量。

做 法

❶ 将糯米加适量水，浸泡4个小时。

❷ 锅内倒水，放桂圆干煮至水沸。

❸ 将泡好的糯米放进锅内，与桂圆干、大枣、枸杞子、百合一起以小火煮45分钟，出锅前加入白糖即可。

呼吸系统疾病

感冒

感冒，俗称“伤风”，是一种常见的急性上呼吸道感染性疾病，由多种病毒引起。感冒从中医角度讲，常分为风热型感冒、风寒型感冒、暑湿型感冒、气虚型感冒等类型，其中前两种较常见。感冒虽属小病，但也要及时治疗，配合饮食疗法，效果显著。

相关症状表现

[风热型感冒]

⊙ 有汗

⊙ 咽喉红肿疼痛

⊙ 咳嗽

⊙ 痰黏黄

⊙ 鼻塞黄涕

⊙ 口渴喜饮

[风寒型感冒]

⊙ 无汗

⊙ 头痛、身痛

⊙ 鼻塞流清涕

⊙ 咳嗽

⊙ 痰稀白

宜吃食物推荐

◎风热型感冒患者宜吃：梨、金银花、西瓜、绿豆、黄瓜、荸荠等食物。

◎风寒型感冒患者宜吃：生姜、葱白、红薯、荔枝等食物。

● 西瓜

梨	◎生津润燥、清肺化痰。
西瓜	◎除烦解暑、清热解毒、利水利尿。
绿豆	◎排毒、清热去火、利尿。
生姜	◎温中散寒、祛风散痛、促进发汗。

忌吃食物提醒

◎风热型感冒患者忌吃：桂圆、辣椒、茴香、羊肉、甲鱼等食物。

◎风寒型感冒患者忌吃：柿子、百合、冰激凌、鸭肉等食物。

[百合]

◎性寒，从而使由风寒型感冒引起的咳嗽症状加重。

宜知的饮食原则

◎在日常饮食中，糖类和脂肪的摄取要适量，因为适量的糖类和脂肪能够维持正常人体的新陈代谢，能够使人体耐受缺氧，所以糖与脂肪不要过分的限制。另外，感冒患者还应积极食用高维生素A的食品，如此有利于肺泡上皮细胞的修复。

◎中医以发汗为治疗风寒型感冒的首选方法，但发汗会带走体内的水分，因此可让风寒型感冒患者多服稀粥或饮白开水以补充流失的水分。

◎多补充一些新鲜的蔬菜和水果，这样有利于为人体补充流失的维生素及矿物质。

忌走进的饮食陷阱

◎不宜多吃油炸、肥腻等不容易消化的食物。

◎忌过量食用盐。

◎不宜喝酒精类饮料，此类饮料会导致人体缺水，并且降低机体抵抗疾病的能力。

◎忌滋补。感冒发烧期间不宜食滋补性食物。

对症补充营养素

维生素C可提高免疫力，从而预防感冒

感冒有90%以上是由滤过性病毒造成的。当感冒病毒入侵人体时，会对人体内的免疫细胞造成干扰，而维生素C能促进免疫细胞的生长，并产生干扰素，所以对预防病毒引起的感冒效果颇佳。

值得注意的是，感冒时，人体各方面的抵抗力都会衰退，因此不仅要服用维生素C，还要同时服用以B族维生素为主要成分的复合维生素，如此，感冒的治疗效果更佳。

但要注意，营养素也不可以大量的服用。

对症膳食推荐

黄瓜雪梨粥

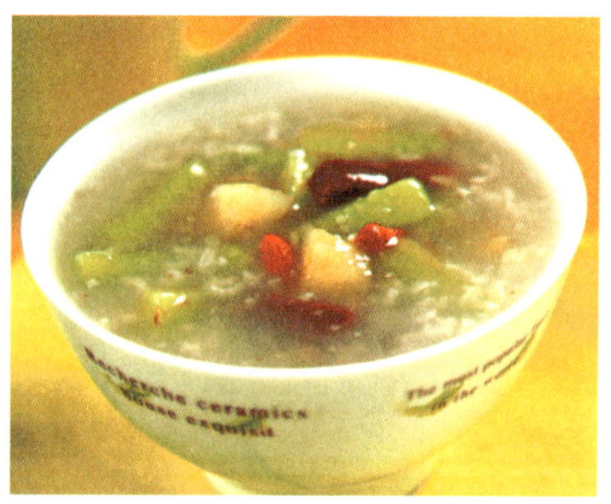

材料 糯米100克，雪梨1个，黄瓜、山楂糕、枸杞子各适量。

调料 冰糖1大匙。

做法

❶ 雪梨去皮、核，洗净切块；黄瓜洗净，切条；山楂糕切条，备用。

❷ 糯米入锅中，加水，大火煮开，转小火煮40分钟，注意搅拌，不要煳底，煮成稀粥。

❸ 将雪梨块、黄瓜条、山楂糕条下入粥锅中，搅拌均匀，先用中火烧沸，然后加冰糖、枸杞子调味，出锅盛碗即可。

哮喘

哮喘是一种常见的呼吸道疾病，可发生在任何年龄、任何人群。常见的哮喘有支气管哮喘、喘息性支气管炎、心源性哮喘等。专家提醒哮喘患者平时需注意饮食，这对改善病情十分有益。

相关症状表现

[支气管哮喘]

⊙ 气急、呼吸困难

⊙ 哮鸣、咳嗽、多痰

[喘息性支气管炎]

⊙ 长期咳嗽、明显的喘息、咳痰

[心源性哮喘]

⊙ 咳嗽；被迫喘气；睡熟后呼吸困难

⊙ 咳粉红色泡沫样痰

宜吃食物推荐

◎各种类型的哮喘患者均宜吃：苋菜、芹菜、番茄、南瓜、草莓、橙子、猕猴桃、枇杷、樱桃、柚子、银耳、百合、莲子、杏仁、燕窝、豆腐等食物。

● 杏仁

杏仁	◎止咳化痰、平喘定喘、润肠通便。
百合	◎止咳化痰、养阴养心、安神平喘、润燥润肺。
南瓜	◎定咳喘、养肝血、补肝气。

忌吃食物提醒

◎各种类型的哮喘患者均忌吃：辣椒、辣酱、韭菜、葱、花生、香蕉、甘蔗、荸荠、酒、烟草、虾、螃蟹、鸡蛋、牛奶等食物。

[鸡 蛋]

◎容易诱发过敏，从而有可能导致哮喘的发生。

[螃 蟹]

◎容易引发致敏反应，从而诱发或加重哮喘。

[香 蕉]

◎属于寒凉性食物，食用后会加重哮喘患者虚寒的症状，从而阻碍哮喘患者恢复健康的进程。

宜知的饮食原则

◎哮喘患者平时要注意饮食，了解诱发哮喘的食物是哪一种或哪几种，一旦发现并证实某种食物确实会激发哮喘发作，应尽量避免食入。但也不要过分小心谨慎，对不引起哮喘的食物应照常食用，如果样样都忌，时间久了会引起营养不良，导致机体抵抗力下降，对哮喘本身并非有益。

◎在饮食方面，要保证各种营养素的充足和平衡。

忌走进的饮食陷阱

◎忌烟酒，因为吸烟或饮酒后会加重咳嗽、气喘症状。

◎少吃冷饮、冰冻之物。

◎忌食过甜的食物，过甜食品可使人体湿热蕴积而成痰。实践发现，过食甜品之后，口中会感到黏腻痰多。而哮喘患者自身就多痰，吃过甜食，会使痰聚积而加重病情。

◎在哮喘发作时，应少吃胀气和难消化的食物，如豆类、芋头、红薯等，避免腹胀压迫胸腔而加重呼吸困难。

对症补充营养素

补镁对缓解哮喘病情效果显著

有关专家研究发现：每天摄入480毫克镁的人，比镁的日摄入量仅为200毫克的人从肺部排出的废气要多出1倍左右。

所以，医生建议有哮喘问题的患者可适当补镁。值得注意的是，患有哮喘兼具心脏和肾脏疾病的患者，如果希望通过补充镁来缓解哮喘病情，一定要首先征得医生的许可。

对症膳食推荐

银耳双瓜羹

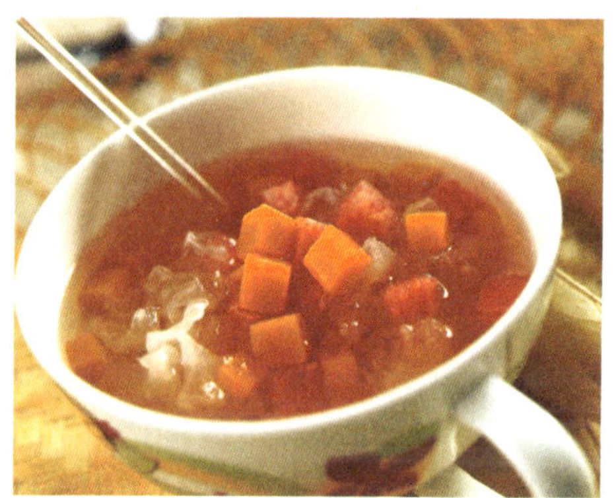

材料 干银耳150克，南瓜、西瓜各50克。

调料 冰糖100克。

做法

❶ 银耳泡发，洗净，放锅中，加水、冰糖，用小火煮透，揭开锅盖晾凉。

❷ 南瓜去皮、去籽，洗净，切成小丁，放入开水锅中汆烫熟，捞出放凉；西瓜洗净，去皮、去籽，切小丁。

❸ 西瓜丁、南瓜丁、银耳搅匀，最后装碗即可。

支气管炎

支气管炎是指气管、支气管黏膜及其周围组织的非特异性炎症，是由病毒和细菌的重复感染而形成的，儿童、老年人、体弱者为多发人群。支气管又分为急性支气管炎与慢性支气管炎，二者都可通过饮食进行调理。

相关症状表现

[急性支气管炎]

⊙咳嗽

⊙呼吸困难

⊙呕吐

⊙流清鼻涕

[慢性支气管炎]

⊙咳嗽痰多

⊙痰白而黏

⊙受凉即发

⊙舌苔白腻

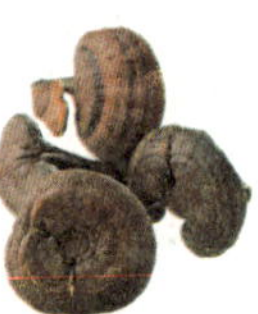

灵芝

宜吃食物推荐

◎急性支气管炎患者宜吃： 白果、山药、枇杷、百合、海带、紫菜等食物。

◎慢性支气管炎患者宜吃： 灵芝、梨、橘子、苹果等食物。

山药	◎补肺气、补肾涩精、健脾。
灵芝	◎抗菌消炎、调节免疫力、祛痰。

忌吃食物提醒

◎急性支气管炎患者忌吃： 碳酸饮料、咖啡、葱、辣椒、姜等食物。

◎慢性支气管炎患者忌吃： 蛤蜊、螃蟹、笋干、咸菜、薄荷等食物。

[蛤蜊]

◎性寒凉，易生痰；易致敏。

[薄荷]

◎性辛、凉；味道较浓重，易刺激支气管。

宜知的饮食原则

◎含维生素A的食物是支气管炎患者必不可少的食物，它们有保护呼吸道黏膜的作用。

◎处理食物最好以清淡的方式为主，尽量减少煎、炸等方式。

忌走进的饮食陷阱

◎忌刺激性过强及过冷、过热的食物。

◎忌吸烟。

肺　炎

肺炎是指由肺炎球菌、葡萄球菌、肺炎杆菌、铜绿假单胞菌、大肠杆菌等多种病原引起的一种肺部疾病。肺炎是完全可以治愈的，但处理不当或延误治疗就有可能危及生命。所以在治疗肺炎过程中需听从医嘱，科学用药，并配合食疗，才能加快康复进程。

相关症状表现

⊙ 发热
⊙ 咳嗽
⊙ 咳痰
⊙ 气促
⊙ 心悸
⊙ 休克
⊙ 呼吸困难
⊙ 胸痛

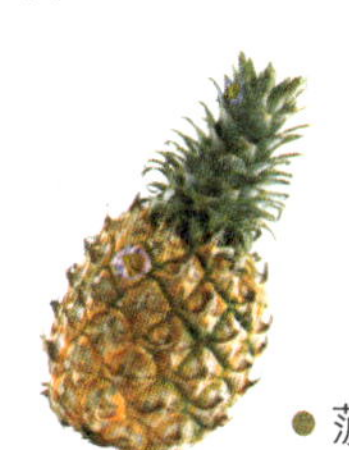

● 菠萝

宜吃食物推荐

◎肺炎患者宜吃：芥菜、油菜、茼蒿、萝卜、冬瓜、菠菜、苹果、荸荠、葡萄、樱桃、菠萝、柿子、草莓、柠檬、柚子、枇杷、大米、小麦、豆浆、豆腐、豆干、花生、鸡肉、猪肉、牛肉等食物。

冬瓜	◎化痰消痰、利水清热、润肺止咳。
花生	◎温和养胃、益气健脾、化痰止咳。

忌吃食物提醒

◎肺炎患者忌吃：韭菜、香蕉、桃、杏、李子、浓茶、蛋糕、饼干、胡椒、芥末、槟榔等食物。

[胡 椒]

◎引起肺火；伤脾胃；损肺气。

[槟 榔]

◎损中气；伤脾肺。

宜知的饮食原则

◎每天少食多餐，每日7～8餐为宜。

◎以稀软的流质食物或饮料为宜。

◎烹调时最好使用植物油。

忌走进的饮食陷阱

◎严禁烟酒。

◎高热、咳嗽等痰热内盛的肺炎患者，忌食油腻、油炸类食物。

肺气肿

肺气肿多是终末细支气管远端的气道弹性减退，过度膨胀、充气和肺容积增大，或同时伴有气道壁破坏的病理状态。患病后，患者须及时去医院接受治疗，并辅以饮食调理，这样才能最大限度地促进身体康复。

相关症状表现

- 气急
- 呼气音延长
- 胸闷憋气
- 发绀
- 头痛
- 嗜睡
- 咳嗽
- 咳痰

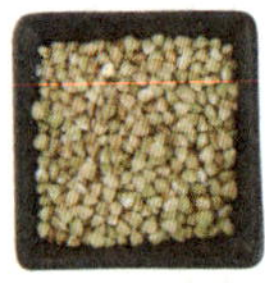
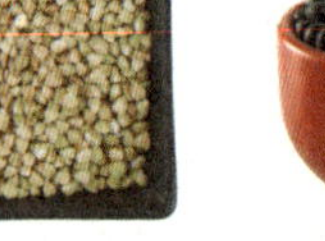
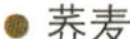
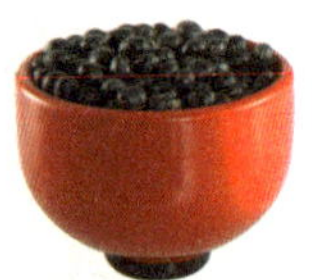

● 荞麦　● 黑豆

宜吃食物推荐

◎肺气肿患者宜吃：荞麦、黑豆、绿豆、蚕豆、芹菜、苋菜、菠菜、荠菜、黄花菜、牛奶等食物。

黄花菜	◎消炎解毒、增强免疫力，富含可缓解肺气肿的重要营养素——镁。
黑豆	◎补肾气。 ◎富含优质蛋白，增强气管弹性。

忌吃食物提醒

◎肺气肿患者忌吃：辣椒、花椒、大葱、大蒜、生姜、人参、带鱼、黑鱼、虾、螃蟹等食物。

[人参]

◎大补之物，易导致闭气。

◎厚腻之品，易导致上火、生痰。

[黑鱼]

◎发物，容易生痰，加重咳痰和气喘症状。

宜知的饮食原则

◎少食多餐，每天可以进食5～6次。

◎提倡煮、清炖、蒸、焖、熬等烹饪方法，这些方法不产生刺激性烟雾，同时可湿化空气，有益于呼吸道。

忌走进的饮食陷阱

◎忌饮酒。酒精对气管和支气管黏膜具有一定的刺激性，可能引起支气管痉挛，加重哮喘和胸闷的程度。

消化系统疾病

胃及十二指肠溃疡

胃及十二指肠溃疡是一种由酸性胃液刺激而发生的胃或十二指肠的黏膜溃烂或损伤。胃溃疡疼痛多出现在饭后30分钟至2小时，而十二指肠溃疡疼痛则多出现在饭后2～4小时。溃疡严重者会出现恶心、呕吐，甚至胃出血。合理的饮食可缓解病情。

相关症状表现

⊙ 恶心
⊙ 呕吐
⊙ 上腹痛
⊙ 吐血
⊙ 胸口闷烧感
⊙ 大便呈黑色

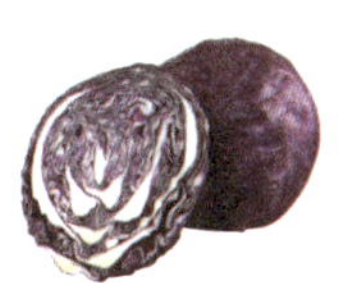
甘蓝

宜吃食物推荐

◎胃及十二指肠溃疡患者宜吃：蜂蜜、甘蓝、香蕉、牛奶等食物。

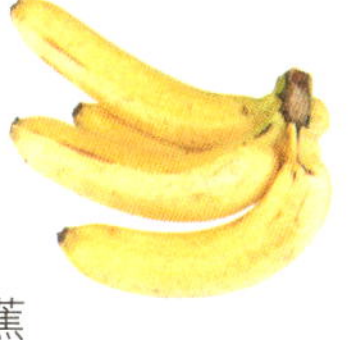
香蕉

蜂蜜	◎富含多种可保护胃黏膜溃疡面的营养素。
香蕉	◎含有5–羟色胺，可保护胃黏膜，改善溃疡症状。

忌吃食物提醒

◎胃及十二指肠溃疡患者忌吃：浓茶、咖啡、豆类、干果、芹菜、韭菜、山楂、醋、腊肉等食物。

[腊肉]

◎过量食用容易导致胃窦过度扩张，进而加剧疼痛。

[豆类]

◎食后易产生胀气，不利于控制病情。

宜知的饮食原则

◎如果胃酸过多应该多摄取富含蛋白质的食物，因为蛋白质能够保护胃壁。

◎蔬菜类要煮软再食用，以免加重胃肠负担。

忌走进的饮食陷阱

◎不易消化的食物应少吃。

◎辛辣刺激、厚味的食物应少吃或不吃，如咖啡及香辣调料。平时要节制食用，病情严重时应绝对禁用。

消化不良

消化不良是指与饮食有关的一系列不适症状，它是一种由胃动力障碍引起的疾病，是由于各种疾病引起小肠对摄入的营养物质消化和吸收不足而造成的临床症候群，也包括胃蠕动不畅的胃轻瘫和胃食管反流病。消化不良也可通过饮食进行改善。

相关症状表现

- ⊙ 肠胀气
- ⊙ 胃灼热
- ⊙ 打嗝
- ⊙ 恶心
- ⊙ 呕吐
- ⊙ 进食后有烧灼感
- ⊙ 腹痛
- ⊙ 食欲缺乏

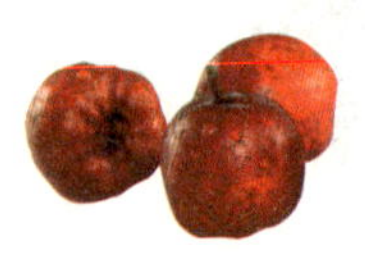

● 山楂

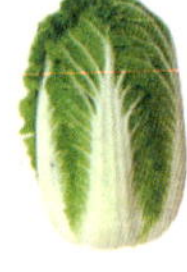

● 白菜

宜吃食物推荐

◎消化不良患者宜吃：菠萝、山楂、醋、生姜、苹果、番茄、白菜、木瓜、陈皮、鸡内金等食物。

白菜	◎含有丰富的膳食纤维，可以促进胃肠蠕动，帮助消化。
陈皮	◎增加胃液分泌，促进胃肠蠕动，可缓解消化不良症状。
木瓜	◎促进胃肠对食物的消化和吸收。
鸡内金	◎富含胃激素和消化酶，可促进胃肠蠕动。

忌吃食物提醒

◎消化不良患者忌吃：乳类、乳制品、瘦肉类、鱼类、虾皮、鸡蛋黄、咸鸡蛋、松花蛋、动物软骨、豆类、豆制品、海带、紫菜、洋葱、土豆、红薯、糯米等食物。

[糯米]

◎所含糊精黏性大，膨胀性小，不易消化。

[红薯]

◎食后易引起反酸、腹胀，会加重病情。

宜知的饮食原则

◎消化不良者，宜适当食用含膳食纤维的食物，以促进胃肠蠕动。

◎饭后不要立即卧床而睡，最好静坐片刻后散步20～30分钟，有助于食物的消化吸收，也能缓解病情。

◎食物在烹调过程中，要尽量切得精细一些，然后再进行烹调，这样做有助于消化，减轻胃肠负担。

忌走进的饮食陷阱

◎忌饭中吃水果。

◎甜腻性食品尽量少吃或不吃。

◎若胃酸过多，不可吃稀饭。

◎烹调过程中，忌食用辛辣性调味品，以免刺激胃部，破坏胃肠的消化功能。

◎忌吸烟。

◎进餐时忌饮水，以免稀释胃液，妨碍消化。

◎不宜多喝酒，因为酒精会让肠胃蠕动变得缓慢，造成胃肠不适或消化不良。

对症补充营养素

膳食纤维——改善消化问题的主力军

膳食纤维的主要作用在于它能吸附水分，增加粪便的容积和柔软度，刺激肠道蠕动，保持大便通畅，改善胃肠功能。因此，消化不良患者应适当摄入一些膳食纤维含量丰富的食物，对改善病情十分有益。

膳食纤维还可在肠道内吸附和稀释致癌物质，减少致癌物对肠黏膜的刺激。最近的研究显示：膳食纤维可以预防消化道肿瘤，还能减少肠道对胆固醇的吸收，降低血胆固醇的浓度，有效预防心脑血管疾病。

对症膳食推荐

菠萝炒鸡片

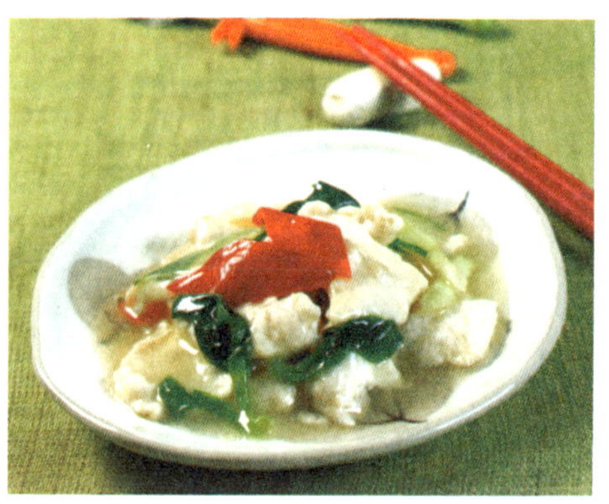

材料 鸡胸肉100克，菠萝、青菜各50克，黄瓜、红椒各10克。

调料 白糖、番茄酱、料酒、醋、盐、淀粉、香油各适量。

做法

❶ 鸡胸肉、菠萝、黄瓜、红椒分别处理干净，切片，鸡胸肉加淀粉、料酒腌制约10分钟。

❷ 油锅烧热，放入黄瓜片、红椒片、菠萝片爆炒至出香味，然后调入白糖、番茄酱、醋、盐，炒至金红色。

❸ 加入腌好的鸡胸肉、青菜翻炒均匀，淋香油，出锅即可。

腹泻

腹泻是消化系统疾病中的常见症状之一，是指粪便中混合未消化食物、脓血、黏液或脱落的薄膜，病程在2个月以上或间歇期在2～4周的复发性腹泻。腹泻患者需注意日常饮食宜忌，吃有利于脾胃运化的食物，避免刺激性食物，才能尽快康复。

相关症状表现

- ⊙ 大便次数增多
- ⊙ 失水
- ⊙ 腹痛
- ⊙ 粪便溏稀或有水样便
- ⊙ 呈泡沫样有腥臭味稀便

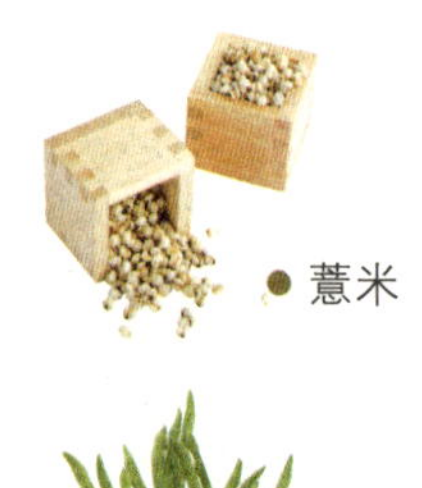
薏米

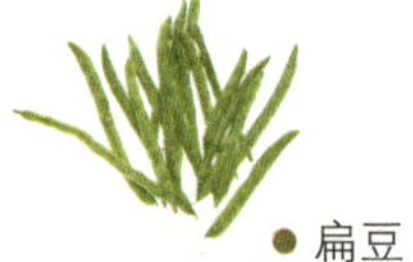
扁豆

宜吃食物推荐

◎腹泻患者宜吃：土豆、茄子、山药、扁豆、豆类、柠檬、苹果、薏米、糯米、麦片、乌骨鸡、栗子、菱角等食物。

栗子	◎养胃、健脾、补肾。
扁豆	◎健脾和中、消暑化湿。

忌吃食物提醒

◎腹泻患者忌吃：白菜、韭菜、菜花、芹菜、花生、芝麻、鸡蛋、核桃仁、腰果、咖啡、茶、碳酸饮料、胡椒、莼菜、黄瓜、菠萝、柚子、决明子、虾、海蜇、螃蟹等食物。

[芝 麻]

◎所含营养成分具有润肠滑肠的作用，不利于病情的好转。

[核桃仁]

◎有润肠通便的功效，食用后容易加重病情。

[鸡 蛋]

◎鸡蛋在体内不易消化，会加重病情。

宜知的饮食原则

◎腹泻时体内会流失大量水分，必须及时补充水分。

◎烹调方法最好以蒸、炖、煮、烩为主，饮食以少油腻、少渣滓、高蛋白、高热量、高维生素为宜。

◎为了增加维生素C摄入量而又不使腹泻加剧，可选用含膳食纤维少的水果。

◎食用低渣饮食。食用低渣饮食的目的是尽量减少食物在消化后的残渣量，从而减少粪便量，并排除机械性的刺激，以及其他刺激物质，可减少胃肠道的蠕动，使其获得休息，使患者早日康复。

◎在腹泻完全停止的恢复期时，食物应以细、软、烂、易消化为宜。

忌走进的饮食陷阱

◎腹泻时忌食生冷、油腻食物。

◎如食欲旺盛，平时应该注意少食多餐，避免暴饮暴食。

◎少吃甜食，因糖类易发酵和胀气。

◎忌食高脂肪食品。

◎腹泻时吃乳类制品，可能会使病情加剧，因此最好忌食。

对症补充营养素

补充蛋白质、热能是关键

腹泻特别是慢性腹泻，其特点是病程长、易反复发作，因此，患者极易出现消化吸收不佳、体内热能严重缺乏的现象，久而久之还易造成营养不良。

为了改善这个问题，腹泻患者应该及时食用高蛋白、高热能饮食，及时为身体提供足够的能量，以保证各器官的正常运行。

需要注意的是，在补充蛋白质和热能的同时，应注意掌握量的多少，需采取循序渐进的添加方法，避免一次性大量补充。

对症膳食推荐

芦笋薏米粥

材料 芦笋4根，薏米150克，米饭半碗。

调料 盐少许。

做法

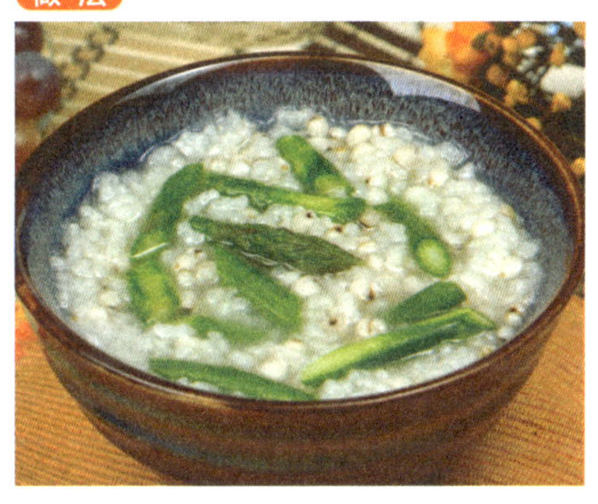

❶ 将薏米清洗干净以后，浸泡一个晚上，备用；芦笋洗净，切段，备用。

❷ 将米饭加适量水煮成粥，再将泡软的薏米放入锅中同煮，起锅前3分钟放入芦笋段。

❸ 加入少许盐调味即可。

慢性胃炎

慢性胃炎是指不同病因引起的各种慢性胃黏膜炎性病变，是一种常见病，其发病率在各种胃病中居首位。长期服用对胃黏膜有刺激的食物或药物、过度吸烟、过度精神刺激等均可引起慢性胃炎。可通过科学的饮食进行调节。

相关症状表现

- ⊙ 舌苔黄
- ⊙ 上腹不适
- ⊙ 胃胀气
- ⊙ 食欲较差
- ⊙ 反酸
- ⊙ 心窝部隐痛
- ⊙ 打嗝
- ⊙ 恶心

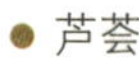

● 芦荟

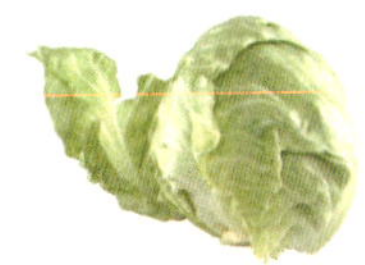

● 圆白菜

宜吃食物推荐

◎慢性胃炎患者宜吃： 番茄、茄子、芹菜、韭菜、芦荟、圆白菜、鸡肉、动物肝脏等食物。

芦荟	◎抗炎、止痛、修复胃黏膜。
韭菜	◎富含膳食纤维，可清肠道。

忌吃食物提醒

◎慢性胃炎患者忌吃： 橘子、菠萝、糯米类制品、蛋糕、饼干、辣椒、咖喱、芥末、葱、蚌肉、海蜇、田螺等食物。

[咖 喱]

◎刺激胃黏膜，使胃黏膜充血，加重病情。

[海 蜇]

◎食后不易消化，会加重胃负担，损伤胃黏膜。

宜知的饮食原则

◎定时定量、少食多餐。这样可形成良好的条件反射，有利于食物的消化和吸收。

◎尽量进食较精细、易消化、营养丰富的食物。

◎食物要切成细丝、小丁、薄片，以易于消化，保护胃黏膜。

忌走进的饮食陷阱

◎避免饮酒及喝浓茶。

◎避免暴饮暴食。

胀气

胀气是胃肠道疾病的一个症状，是由多种原因引起的，如张开嘴巴咀嚼、边吃边说话、狼吞虎咽、边吃饭边喝汤等，都容易引起胀气。另外，消化不良、食物过敏时，也容易出现胀气现象。因此，在日常生活中要注意饮食方法和饮食宜忌。

相关症状表现

- ⊙ 腹胀
- ⊙ 腹痛
- ⊙ 腹泻
- ⊙ 大量排气
- ⊙ 恶心
- ⊙ 呕吐
- ⊙ 食欲缺乏
- ⊙ 睡眠质量不佳

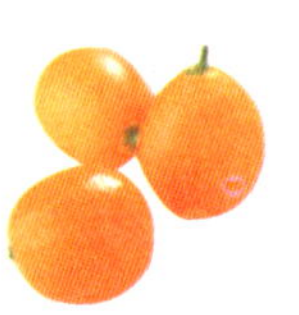

● 金橘

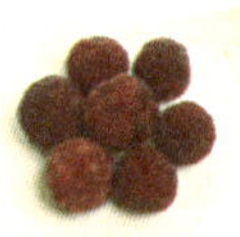

● 杨梅

宜吃食物推荐

◎胀气患者宜吃：萝卜、莲藕、薄荷、陈皮、玫瑰花、金橘、大白菜、橙子、芹菜、冬瓜、胡萝卜、番茄、苦瓜、杨梅等食物。

金橘	◎理气解郁、除胀、化痰。
杨梅	◎健脾开胃、和胃消食、生津止渴。

忌吃食物提醒

◎胀气患者忌吃：洋葱、韭菜、空心菜、豆腐、乳制品、碳酸饮料、茄子、蚕豆、红薯、糯米等食物。

［蚕豆］

◎不易消化，易产生气体，会加重病情。

宜知的饮食原则

◎一日三餐应当做到定时定量，应特别重视节制饮食并合理安排一日三餐。

◎饮食要以清淡、易消化、少油腻为基本原则。

◎在烹调时添加适量的蒜片和姜片，可健胃暖胃，减少胀气的产生。

◎平时进食时要养成细嚼慢咽的好习惯，可以减少胀气的发生。

忌走进的饮食陷阱

◎忌大量饮酒。

◎忌食高油、高糖的食物。

痢疾

大部分痢疾是由志贺菌属引起的，故又称细菌性痢疾（简称菌痢），为急性肠道传染病之一。此病多与阿米巴痢疾、流行性乙型脑炎相混淆，需注意辨别，对症治疗。另外，痢疾患者还需注意饮食调理，以促进康复。

相关症状表现

- ⊙ 发热
- ⊙ 休克
- ⊙ 昏迷
- ⊙ 腹泻、里急后重
- ⊙ 腹痛
- ⊙ 粪便脓血
- ⊙ 痢疾样大便

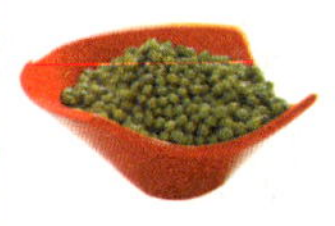

● 绿豆

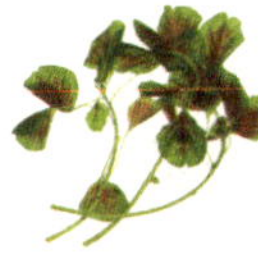

● 苋菜

宜吃食物推荐

◎痢疾患者宜吃：菠菜、油菜、小米、大米、薏米、豆腐、豆腐脑、绿豆、赤小豆、冬瓜、丝瓜、大蒜、苋菜、糯米等。

苋菜	◎可清热解毒，除湿止痢，对缓解痢疾症状有一定辅助作用。
大蒜	◎含有大蒜辣素，对肠道致病菌有抑制作用。

忌吃食物提醒

◎痢疾患者忌吃：鹅肉、羊肉、柿子、桂圆、荔枝、大枣、柏子仁等食物。

[鹅 肉]

◎鹅肉为发物，痢疾患者食用以后容易加重病情。

[柿 子]

◎柿子性寒，不利于肠胃。

宜知的饮食原则

◎病情严重时应禁食，或进全流食。

◎病情好转时，可食半流食。

◎食物宜采取清蒸、水煮等烹饪方式。

◎要多补充水分。

忌走进的饮食陷阱

◎忌油腻、荤腥、生冷的食物。

◎忌食性寒、滑肠的食物。

◎忌食辛辣、燥热的食物。

◎忌食不洁的瓜果蔬菜。

结肠炎

常见的结肠炎是非特异性溃疡性结肠炎，属消化系统疾病中较为常见的一种。结肠炎起病多数缓慢，少数可急性起病，病程较为漫长，可能迁延数年甚至十几年。所以专家建议结肠炎患者平时应注意饮食管理，把好进食关。

宜吃食物推荐

◎结肠炎患者宜吃：山药、扁豆、菠菜、胡萝卜、莲子、百合、大枣、牛奶等食物。

牛奶	◎为机体补充蛋白质，预防营养不良的发生。
山药	◎益气养阴、健脾、补肾、润肺。

忌吃食物提醒

◎结肠炎患者忌吃：韭菜、洋葱、芹菜、西瓜、梨、枇杷、哈密瓜、葱、蒜、辣椒、油炸食品、咖啡、碳酸饮料等食物。

[韭 菜]

◎富含膳食纤维，食用后容易加重病情。

[西 瓜]

◎损伤脾胃，加重腹泻，不利于疾病的改善。

宜知的饮食原则

◎应食易消化、无刺激性的食物。

◎烹调方式最好以煮、蒸、烩、焖、水滑为主，烹调中尽量少用油。

忌走进的饮食陷阱

◎忌食太多温热性食物，如牛肉。

◎结肠炎患者不能吃太饱，吃太饱会增加胃的负担，不利于结肠炎的恢复。

相关症状表现

⊙腹泻
⊙大便带有脓血
⊙腹胀
⊙恶心
⊙呕吐
⊙消瘦
⊙乏力
⊙发热
⊙贫血
⊙里急后重
⊙食欲缺乏

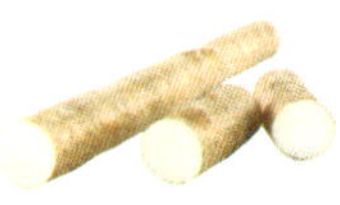

● 山药

痔疮

痔疮是肛门直肠底部及肛门黏膜的静脉丛发生曲张而形成的一个或多个柔软静脉团的一种慢性疾病。痔疮根据发病部位不同可分为内痔、外痔和混合痔，内痔发病率最高。近年来，由于大众饮食结构及饮食习惯的改变，发病率明显上升。所以大家平时应注意饮食。

相关症状表现

⊙ 肛门周围有痛性肿胀或是肿块

⊙ 肛门瘙痒

⊙ 肛门出血

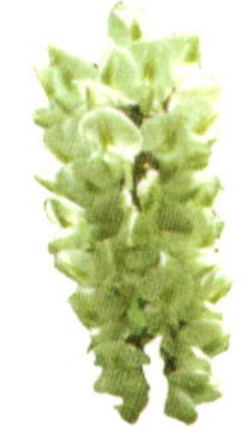

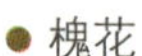

● 槐花

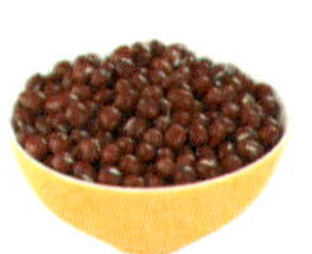

● 赤小豆

宜吃食物推荐

◎痔疮患者宜吃：冬瓜、丝瓜、无花果、香蕉、柿子、燕麦、糙米、紫菜、赤小豆、槐花、黑芝麻、核桃、竹笋、蜂蜜等食物。

槐花	◎凉血、止血、消痔。
赤小豆	◎清热利湿、和营解毒。

忌吃食物提醒

◎痔疮患者忌吃：辣椒、胡椒、葱、杧果、榴梿、荔枝、桂圆等食物。

[荔枝]

◎有壮阳火之效，食后会加重病情。

宜知的饮食原则

◎平时宜多吃蔬菜和水果，特别是具有清热凉血作用的蔬菜和水果，以矫正便秘，从而预防痔疮。

◎补充充足的水分，这样就能保持大便润滑。

◎平时可以适量服用维生素E，以改善病情。

忌走进的饮食陷阱

◎注意少吃油炸、熏烤的食品，少吃味香肥美的油腻食品。

◎不能喝酒、咖啡和浓茶，以免使粪便干燥加重病情。

泌尿系统疾病

尿毒症

尿毒症是指人体不能通过肾脏产生尿液，将体内代谢产生的废物和过多的水分排出体外而引起的病症。现代医学认为尿毒症是肾功能衰竭后，机体内部生化过程紊乱而产生的一系列复杂的综合征，患者日常要注意饮食调理，以期待病情缓解。

相关症状表现

⊙ 恶心
⊙ 呕吐
⊙ 食欲缺乏
⊙ 排尿困难
⊙ 尿潴留
⊙ 少尿
⊙ 双下肢水肿

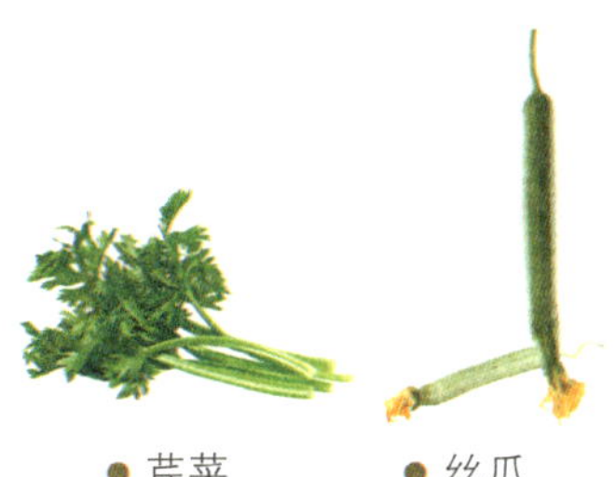

● 芹菜　● 丝瓜

宜吃食物推荐

◎尿毒症患者宜吃： 萝卜、冬瓜、丝瓜、茄子、芹菜、玉米等食物。

芹菜	◎促进肠胃蠕动，避免体内产生毒素，可改善尿毒症症状。
冬瓜	◎可利水消肿，减轻肾脏负担，缓解病情。

忌吃食物提醒

◎尿毒症患者忌吃： 阳桃、香瓜、哈密瓜、柳橙、香蕉、葡萄柚、土豆、番茄等食物。

[香蕉]

◎含有丰富的钾元素，食后会加重病情。

[土豆]

◎富含钾元素，对改善病情非常不利。

宜知的饮食原则

◎尿毒症患者在饮食方面宜清淡，注意主食的多样化。

◎选择富含维生素的蔬菜和水果。

◎根据自身病情，酌情摄入蛋白质。

忌走进的饮食陷阱

◎少尿、高血压、浮肿的患者，忌大量饮水。

◎尽量少摄入动物性脂肪。

◎避免食用加工食品。

◎避免摄入高钾食物，如低钠盐、无盐酱油，同时应限制钠的摄入。

尿路感染

尿路感染是指病原体在尿路中生长繁殖，并侵犯泌尿道黏膜或组织而引起的炎症，是细菌感染中最常见的一种感染。其病原菌是大肠埃希杆菌，此菌血清分型可达140多种，尿路感染的发病率相当高，多见于女性。专家认为日常合理的饮食可有效缓解病情。

相关症状表现

- ⊙ 尿频、尿急、尿痛
- ⊙ 发热
- ⊙ 高血压
- ⊙ 头痛
- ⊙ 食欲减退
- ⊙ 恶心呕吐
- ⊙ 腰背痛
- ⊙ 尿混浊
- ⊙ 尿中有黏液
- ⊙ 射精痛
- ⊙ 尿道出血

宜吃食物推荐

◎尿路感染患者宜吃： 冬瓜、西瓜、豆芽、赤小豆、小麦、茼蒿、白菊花、丝瓜、荸荠、茭白、枸杞子、香蕉、金银花、猕猴桃、草莓、绿豆、蜂蜜、鸡肉、牛奶、蚌肉等食物。

● 茼蒿

绿豆	◎解热、利尿。
草莓	◎清热、利尿。
猕猴桃	◎清热利尿、通淋。

忌吃食物提醒

◎尿路感染患者忌吃： 茴香、丁香、冬虫夏草、栗子、大枣、葱、杨梅、荔枝、蒜、生姜、桂皮、胡椒、黄芪、榨菜、羊肉、牛肉、黄鳝、虾、黄鱼、带鱼等食物。

[胡椒]

◎易助热动火，从而加重病情，延缓患者的康复进程。

[桂皮]

◎属纯阳燥烈之品，食后不利于控制病情。

[大枣]

◎味甜，偏湿热，易引发排尿不畅。

宜知的饮食原则

◎宜吃清淡的食物。

◎多饮水，每天1500毫升以上。饮水可增加尿量，对感染的泌尿道有“冲洗”和清洁作用。建议饮水量：尿路感染急性发作期应大量饮水，最好一日在2000毫升以上；在慢性期或缓解期最好能每日早晨空腹饮水500毫升；在夏秋季节天热大量出汗时，还需增加饮水量，最好使每日尿量达到1500毫升。并发肾炎、水肿少尿及血压增高者不宜饮水过多。

忌走进的饮食陷阱

◎**忌烟酒**。烟和酒对尿路感染的恢复十分不利。

◎**忌酸性食物**。酸性食物会使尿液酸性增加，对细菌的生长及药物的抗菌活力都有一定影响，会加重炎症。

◎**忌高糖食物**。糖类成分在身体湿热条件下，容易迅速大量繁殖病原菌，加重病情。

◎**忌温补之品**。主要针对急性发作期而言，因尿路感染由湿热之邪所引起。

◎**忌发物**。因为发物对炎症发热有加重病情的作用，故而尿路感染者应忌食。

◎**忌助长湿热之品**。如甜品和高脂肪食物，本病为湿热太盛之病，凡助长湿热之品都能加重病情。

◎**忌食用胀气之物**。尿路感染常出现小腹胀痛之感，而腹部胀满往往使排尿更加困难，所以尿路感染患者应远离易导致胀气的食品。

对症补充营养素

补充维生素C可以辅助治疗尿路感染

维生素C是人体免疫系统必需的营养素，可提高白细胞活性，促进其吞噬、杀菌功能，从而起到治疗尿路感染的效果，因此尿路感染患者可补充维生素C以帮助治疗。

对症膳食推荐

香蕉百合银耳汤

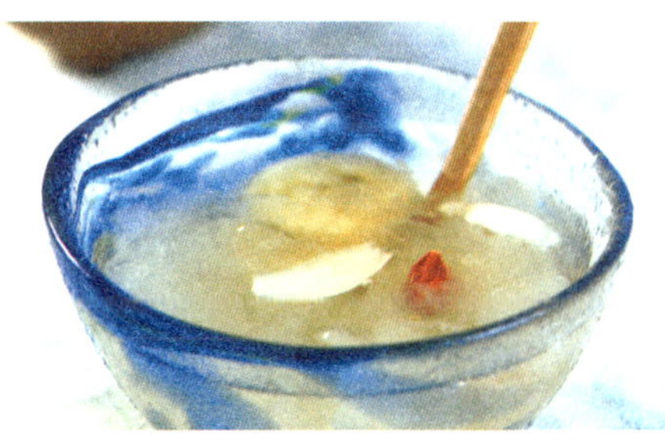

材料 香蕉2根，新鲜百合120克，干银耳15克。

做法

❶ 银耳浸水泡软，去蒂、撕小朵；百合洗净、去蒂；香蕉切薄片。

❷ 银耳放入蒸笼内蒸半个小时。

❸ 百合、香蕉片和蒸好的银耳朵放入炖盅中炖半个小时即可。

肾炎

肾炎是因肾组织结构受到损害出现浮肿、高血压、蛋白尿等现象，是肾脏疾病中最常见的一种，分为急性肾炎和慢性肾炎两种。大部分肾炎难以明确病因，多数慢性患者并未发现急性肾炎病史。平时通过饮食调理可以改善病症。

相关症状表现

[急性肾炎]

⊙ 腰痛

⊙ 肾区有压痛感

⊙ 尿频、尿急、尿痛

⊙ 发热，畏寒

⊙ 头痛，恶心，呕吐

[慢性肾炎]

⊙ 血尿

⊙ 脓尿

⊙ 眼睑浮肿

⊙ 消瘦

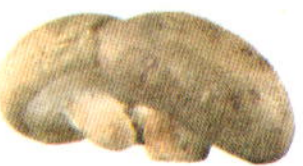

● 香菇

宜吃食物推荐

◎急性肾炎患者宜吃：油菜、番茄、苹果、草莓、银耳、薏米、扁豆等食物。

◎慢性肾炎患者宜吃：胡萝卜、荠菜、鲤鱼、山楂、香菇、橙子、洋葱、西瓜、葡萄等食物。

鲤鱼	◎可通利小便，对改善病情有一定辅助作用。
香菇	◎可降低肾炎患者的尿蛋白，对改善病情非常有效。
荠菜	◎有止血的作用，适宜于肾炎血尿较多者食用。

忌吃食物提醒

◎急性肾炎患者忌吃：咸鸭蛋、咸板鸭、虾、茭白、芹菜、咸菜、盐、面酱、酱油、榨菜、豆腐乳、白酒等食物。

◎慢性肾炎患者忌吃：咖喱、芥末、茴香、胡椒、葱、大蒜、生姜、辣椒、肉桂、花椒、香椿、虾、皮蛋、肉类、动物内脏等食物。

[白酒]

◎饮后会蕴湿生热，进而加重病情。

[盐]

◎食用后易引起水钠潴留，加重病情。

宜知的饮食原则

◎肾炎患者需注意补充营养，避免出现营养不良。

◎肾炎患者宜吃糖类和淀粉类食品，因为它们在体内代谢后产生水和二氧化碳，不会增加肾脏负担。

◎肾炎患者应坚持摄入优质动物蛋白，如鱼、瘦肉等，尽量减少植物蛋白摄入，因为植物蛋白中含有较多的嘌呤，会加重肾脏负担。

◎多食用新鲜的绿叶蔬菜及水果。新鲜蔬菜能增进患者的食欲，但少尿期限制钾时除外。

忌走进的饮食陷阱

◎**忌食刺激性食品**。这样的食物对肾脏的实质细胞均有刺激作用。

◎**肾炎患者在发病初期，忌多吃高蛋白饮食，每天摄入量可限制在35~40克**。这是因为蛋白质在体内代谢后，可产生多种含氮废物，又称"非蛋白氮"，如尿素、尿酸、肌酐等，这会增加肾脏排泄的负担。

对症补充营养素

观察病情发展，及时补充钙元素

慢性肾炎患者早期肾功能正常时，出现缺钙的可能性非常小，此时不用刻意补钙，多晒晒太阳、多喝一些骨头汤即可。但是，慢性肾炎患者如果不能得到有效治疗，这种疾病就会逐渐发展成慢性肾功能衰竭，患者肾脏分泌的活性维生素D_3会明显减少，肠道水肿吸收钙质能力也会下降，患者很容易出现低钙血症。这时候就要进行药物补钙，最常用的就是碳酸钙。同时，也要根据患者甲状旁腺功能的情况，决定是否使用活性维生素D_3。慢性肾衰竭患者及时补充钙剂，不仅能改善因缺钙而引起的抽搐、瘙痒、阳痿等症状，还能防治甲状旁腺功能亢进和肾性骨营养不良等并发症，对治疗疾病具有积极的意义。

对症膳食推荐

香菇炒菜花

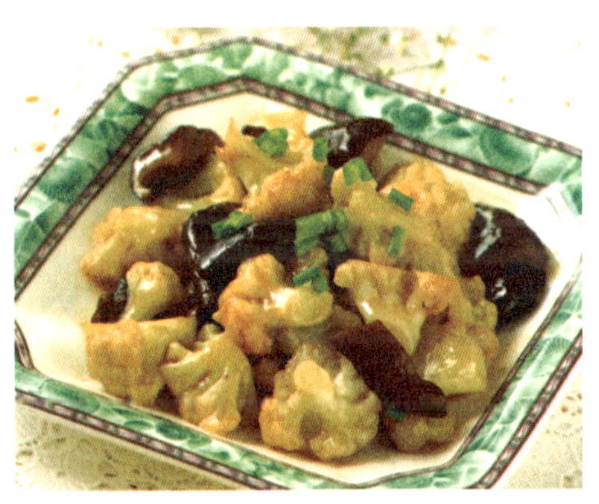

材料 菜花300克，水发香菇片100克，葱末少许。

调料 料酒1小匙，味精少许。

做法

❶ 菜花掰成小朵，洗净，汆烫。

❷ 油锅烧至七成热，下菜花煸炒。

❸ 把香菇片放入一起炒，加料酒、味精，并加少量水，一起炒熟，撒入葱末即可。

肾结石

肾结石指发生于肾盏、肾盂及肾盂与输尿管连接处的结石。多数位于肾盂、肾盏内，肾实质结石少见。肾是泌尿系统形成结石的主要部位，而且肾结石比其他任何部位的结石更易直接损伤肾脏，因此，早期诊断、治疗和饮食调养非常重要。

相关症状表现

⊙ 血尿
⊙ 腰背痛
⊙ 无尿
⊙ 下腹绞痛

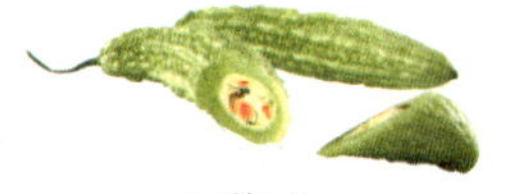

● 苦瓜

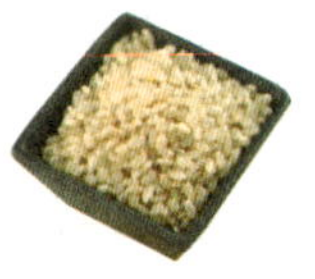

● 糙米

宜吃食物推荐

◎肾结石患者宜吃：圆白菜、丝瓜、苦瓜、番茄、土豆、西蓝花、海参、小麦、糙米、黑木耳、西瓜等食物。

糙米	◎富含膳食纤维，可以减少结石的产生。

忌吃食物提醒

◎肾结石患者忌吃：菠菜、芹菜、青椒、茄子、葡萄、草莓、柑橘、李子、花生、腰果、杏仁、可可等食物。

[菠 菜]

◎富含草酸，与人体中的钙结合形成草酸钙，不利于改善病情。

[浓 茶]

◎含有较多的草酸物质，易增加产生结石的概率。

宜知的饮食原则

◎采取少盐的饮食方式，以免引起尿液中磷酸钙浓度上升。

◎多喝水。水能稀释尿液，并防止高浓度的盐类及矿物质聚积成结石。

忌走进的饮食陷阱

◎避免过量食用动物性蛋白，以免使尿酸浓度上升，造成尿酸结石。

◎避免高蛋白饮食。

◎忌高糖食品。

◎忌过多食用富含草酸的食物。

膀胱结石

膀胱结石是指在膀胱内形成的结石，少数自上尿路移行而来。膀胱结石的发病有年龄性特点，多见于10岁以下的男孩，与饮食营养也有联系。专家提醒膀胱结石患者，生活中多加注意饮食就可有效预防膀胱结石。

相关症状表现

⊙ 排尿障碍
⊙ 尿痛
⊙ 血尿

宜吃食物推荐

◎膀胱结石患者宜吃：黄瓜、豆角、绿豆芽、苹果、梨、西瓜、葡萄、橙子、香蕉等食物。

绿豆芽	◎清热、利尿、解毒。
苹果	◎富含多种维生素，可为患者补充身体所需的营养物质。

忌吃食物提醒

◎膀胱结石患者忌吃：甜菜、芹菜、香菜、菠菜、青椒、油菜、草莓、海带、虾、蛤蜊、螃蟹、动物肝脏等食物。

[甜 菜]

◎含有丰富的草酸盐，会加重患者的病情。

[海 带]

◎含有过多的钙元素，不适宜膀胱结石患者食用。

宜知的饮食原则

◎饮食应多样化，以清淡、低蛋白、低脂肪为主。

◎养成多饮水的好习惯。因为多饮水可增加膀胱结石患者尿量，稀释尿中的结石，使其容易排出体外。

忌走进的饮食陷阱

◎最好不要喝酒、浓茶、浓咖啡。

◎尽量不服与结石形成相关的药物。

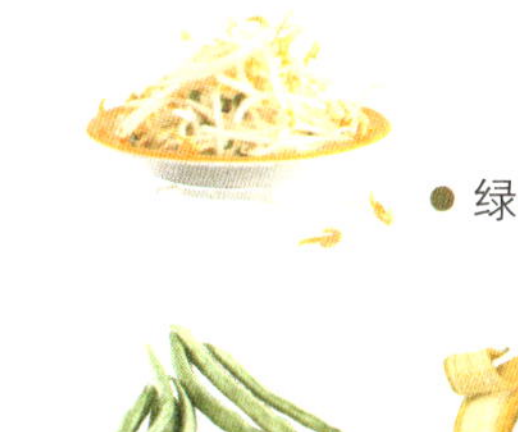

● 绿豆芽

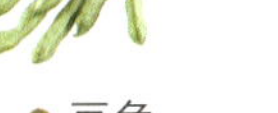

● 豆角

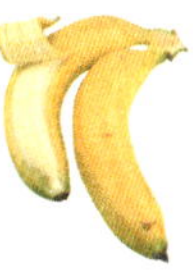

● 香蕉

骨科疾病

骨 刺

骨刺是指关节因种种原因造成软骨磨损、破坏，是一种自然的老化现象。根据分病部位不同，骨刺可分为颈椎处骨刺、腰椎处骨刺、跟骨处骨刺三种。专家提醒，从日常生活的饮食做起，才能达到预防骨刺的效果。

相关症状表现

[颈椎处骨刺]

⊙ 颈痛

⊙ 全身无力

⊙ 肩痛

⊙ 上肢麻木

[腰椎处骨刺]

⊙ 腰部疼痛

⊙ 臀部沿大腿后侧向下肢放射性疼痛

⊙ 肌肉无力

[跟骨处骨刺]

⊙ 足跟疼痛

宜吃食物推荐

◎各类型骨刺患者均宜吃：西蓝花、胡萝卜、豆芽、芹菜、南瓜、番茄、青椒、蘑菇、黑木耳、糙米、大豆、动物肝脏、瘦猪肉、牛肉等食物。

● 蘑菇

西蓝花	◎富含抗氧化剂，长期适量食用可预防并缓解骨刺症状。
番茄	◎含有丰富的生物类黄酮，对预防骨刺有一定的辅助作用。

忌吃食物提醒

◎各类型骨刺患者均忌吃：碳酸饮料、罐头类食品、西瓜、哈密瓜等食物。

[碳酸饮料]

◎所含成分会促使骨骼里的钙流失，加快骨骼的老化速度，极易诱使骨刺产生。

[哈密瓜]

◎哈密瓜性质寒凉，食后易导致气滞血瘀，加重疼痛程度。

宜知的饮食原则

◎骨刺患者要多吃富含B族维生素及硒、铁等微量元素的食物。

忌走进的饮食陷阱

◎一些腌制的食物应该少吃。

◎忌吃任何橘类水果，尤其是橘子、橙子。

骨质疏松

骨质疏松是以骨组织显微结构受损，骨矿成分和骨基质等比例不断减少，骨质变薄，骨小梁数量减少，骨脆性增加和骨折危险度升高为特征的一种全身骨代谢障碍疾病。此病在老年人中较为常见。为了缓解和预防此病，专家建议应从平时饮食做起。

相关症状表现

⊙ 周身骨骼疼痛
⊙ 腰疼痛
⊙ 肌肉疲劳、劳损
⊙ 身高缩短
⊙ 牙齿松动、脱落
⊙ 驼背
⊙ 步态不稳

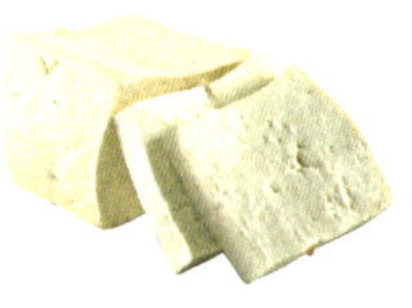

● 豆腐

宜吃食物推荐

◎**骨质疏松患者宜吃：**牛奶、酸奶、虾皮、虾、银鱼、河蟹、河蚌、海蜇、海参、干贝、动物肝脏、海带、紫菜、香菇、黑木耳、大豆、豆浆、豆腐、扁豆、核桃仁、猪皮、栗子、油菜、圆白菜等食物。

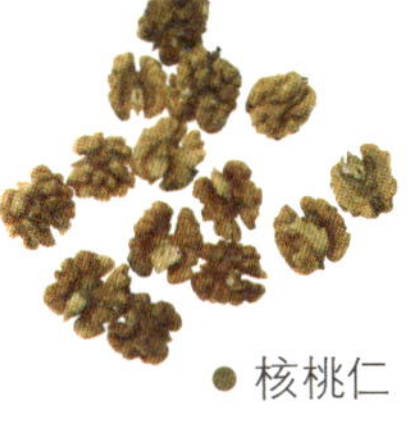

● 核桃仁

虾皮	◎含有丰富的钙元素，对预防缺钙导致的骨质疏松症有一定的辅助作用。
豆浆	◎含有大量的钙元素，经常适量饮用，对预防骨质疏松有一定的辅助作用。

忌吃食物提醒

◎**骨质疏松患者忌吃：**碳酸饮料、咖啡、浓茶、火腿肉、烤肉等食物。

[浓 茶]

◎经常饮用浓茶会导致钙流失，不利于控制病情。

[碳酸饮料]

◎饮后会加速钙质流失，对骨质疏松患者的康复十分不利。

宜知的饮食原则

◎钙与维生素D同补，有利于人体对营养素的吸收。

◎在炖骨汤时，宜先在水里加点醋，醋

可将骨中的一些钙元素分离出来，更利于人体吸收。

◎注意烹调方法。一些蔬菜如菠菜、苋菜等，含有较多的草酸，影响钙的吸收。如果将这些菜在沸水中汆烫一下，滤去水再烹调，可减少部分草酸。

忌走进的饮食陷阱

◎**不宜多吃糖**。吃糖多会影响钙质的吸收，间接地导致骨质疏松症。

◎**不宜用各种利尿药**。因为许多利尿药物，如抗癫痫药、甲状旁腺激素、可的松等，可直接或间接降低维生素D的活性，加快钙盐的排泄，妨碍钙盐在骨内沉淀。因此，骨质疏松患者必须严格禁止使用上述药物。如因别的疾病需要用药，也必须在医师的指导下用药。

◎**限制饮酒**。过量饮酒会影响钙的吸收，所以应限量适度地饮酒。

对症补充营养素

用镁来缓解骨质疏松

医学研究发现，镁是一种人体必需的矿物质，对保持骨骼健康具有重大意义。这是因为，镁能够帮助钙进入骨骼，也能把人体内的维生素D转化为活性状态。镁在促进细胞代谢方面有着重要作用，镁的缺乏会导致人体内成骨细胞活性下降，容易发生骨质疏松。当然，健康人群很少出现严重的镁缺乏现象，因为人体所需的镁元素量比较小，而镁元素又广泛存在于日常食物中。但若患有胃肠道等疾病或处于更年期，此类人群可能会通过增加肾脏排泄等途径促进镁的丢失，故骨质疏松患者应适量补充镁元素。

对症膳食推荐

红油香菇腐竹丝

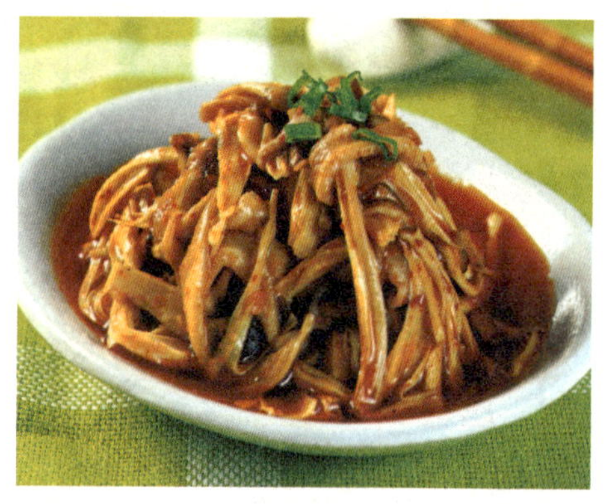

材料 腐竹100克，香菇丝50克，葱末、姜末、蒜末各适量。

调料 辣椒粉、白糖、酱油、醋、盐各适量。

做法

❶ 腐竹洗净，泡发切丝。

❷ 油锅烧热，放入辣椒粉，炒出红油，放姜末、蒜末煸香。

❸ 放入香菇丝和腐竹丝翻炒，加白糖、酱油、醋、盐，用小火炒入味，撒入葱末即可。

骨　折

骨折是指骨与骨小梁连续性发生中断，完全或部分断裂，骨骼的完整性遭到破坏的一种体征。骨折患者经及时恰当处理，多数能恢复原来的功能，少数患者可能留有不同程度的后遗症。为了预防骨折和骨折后的调理，下面介绍骨折患者饮食中的注意事项，以供参考。

相关症状表现

⊙ 发热
⊙ 休克
⊙ 畸形
⊙ 异常活动
⊙ 骨擦音或骨擦感

宜吃食物推荐

◎骨折患者宜吃：三七、山楂、韭白、芹菜、桂圆、黑豆、鹌鹑、螃蟹等食物。

三七	◎适量食用三七可以收缩创伤部局部血管，并促进凝血酶的产生，进而缩短凝血时间。
山楂	◎止痛、活血化瘀、行气导滞。
桂圆	◎补气、养血、滋补肝肾。

忌吃食物提醒

◎骨折患者忌吃：肉骨头、酒、醋、花生、糖等食物。

[　醋　]
◎脱钙、软化骨骼。

[花 生]
◎所含的营养成分会导致瘀血不散，并加重血瘀和血肿的程度。

[肉骨头]
◎富含磷、钙，可增高骨质内的无机质成分，进而导致骨质里的有机质与无机质的比例失调。

宜知的饮食原则

◎宜食用易消化的食物。
◎宜多吃水果、蔬菜。

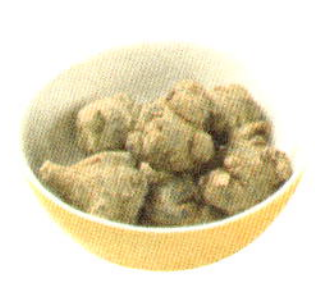
● 三七

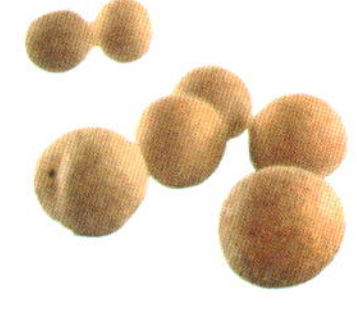
● 桂圆

忌走进的饮食陷阱

◎忌过量进食白糖。大量摄取白糖后，将引起人体对葡萄糖的急剧代谢，从而大量产生代谢的中间产物，如丙酮酸、乳酸等，使机体呈酸中毒状态。这时，碱性的钙、镁、钠等离子，便会立即被调动参加中和反应，以防止血液呈现酸性。致使钙大量消耗，不利于骨折患者的康复。

◎忌食辛辣、燥热、油腻的食物，特别是不可过早食用肥腻滋补之品，如骨头汤、肥鸡等，否则容易导致瘀血积滞，难以消散，使骨痂生长迟缓，影响日后关节功能的恢复。

◎忌偏食。骨折患者，常伴有局部水肿、充血、出血、肌肉组织损伤等情况，机体本身对这些症状有抵抗修复能力，而机体修复组织，长骨生肌，骨痂形成，化瘀消肿的原料需要由各种营养素提供，因此，只有保证全面摄取营养成分才能使骨折部位顺利愈合。

◎忌少喝水。骨折患者，特别是活动不便的骨折患者，长期卧床，如果喝水少，尿潴留，容易诱发尿路结石和泌尿系统感染。所以，卧床骨折患者想喝水就喝，不必顾虑重重。

◎不宜饮酒。

对症补充营养素

锰——骨折患者必补的营养素

现代科学研究显示，人体若长时间缺锰易诱发骨折。其原因在于，锰能参与人体多种酶的代谢，是酶的激活剂；锰能促进骨的钙化过程，提高铜和某些维生素的利用，促进蛋白质的代谢，增加维生素D在体内的蓄积，这对防止骨质疏松、促进骨折康复均有意义。通常情况下，人体内含锰量为12～20毫克。

对症膳食推荐

芹菜山楂粥

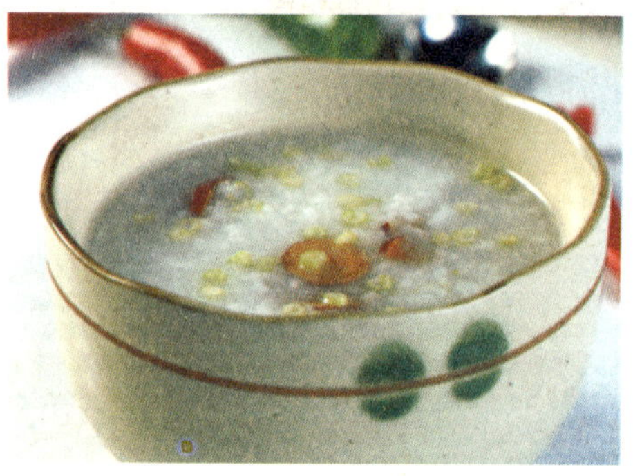

材料 大米、芹菜各100克，山楂20克。

做法

❶ 将芹菜去叶洗净，切成小丁；山楂洗净切片，备用。

❷ 大米淘洗干净，加适量的水，煮开后转成小火熬至软烂。

❸ 放入芹菜丁、山楂片，再煮10分钟左右即可。

五官科疾病

近 视

近视是指平行光进入眼内后在视网膜之前就已经形成焦点，导致外界物体不能在视网膜上形成清晰的影像，因此患者会感觉看远物模糊，看近物比较清楚。引起近视的原因有很多，日常饮食是其中之一，所以近视患者应注意膳食调理。

相关症状表现

⊙远视力降低
⊙视力疲劳
⊙色觉异常
⊙高度近视可有眼球突出

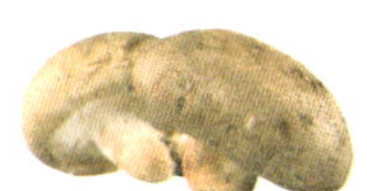
● 香菇

宜吃食物推荐

◎近视患者宜吃：动物肝脏、枸杞子、蓝莓、鱼类、牛肉、粗面粉、糙米、葡萄、香菇、银耳、黑木耳等食物。

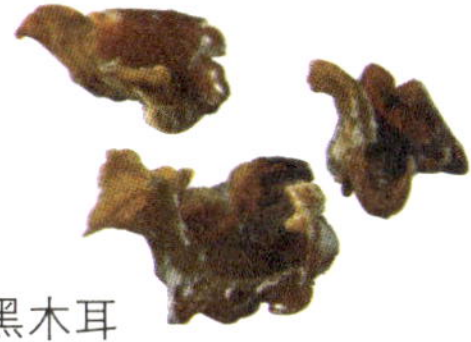
● 黑木耳

枸杞子	◎清肝明目。 ◎缓解假性近视。 ◎抑制近视加深。
动物肝脏	◎富含维生素A，可以保护眼睛。 ◎维持正常视力。 ◎缓解和恢复视觉神经损伤。

忌吃食物提醒

◎近视患者忌吃：大蒜、糖类等食物。

[大 蒜]

◎伤肝损目、助火伤目、加重眼疾。

宜知的饮食原则

◎眼表水分蒸发快，要注意补充水分，多吃新鲜蔬菜和水果。

◎合理搭配粗粮和精细食物。研究发现，无机盐铬与近视的形成有一定的关系。而进食适量的粗粮，可以补充铬，预防近视、保护眼睛。

忌走进的饮食陷阱

◎忌偏食、挑食。

◎忌吃得过软。吃硬质食物过少也是导致青少年近视的原因之一。

老花眼

老花眼是指眼睛随年龄的增长，晶状体硬化或部分硬化，以至于对光感的调节能力减退，使光线的焦点不能准确聚集在视网膜上，而落在视网膜后面，造成视物不清的病症。老花眼可以通过饮食来调理，饮食得当将有助于缓解病情。

相关症状表现

⊙ 近距离阅读模糊
⊙ 眼睛疲劳
⊙ 多泪
⊙ 畏光
⊙ 头痛
⊙ 眼睛酸胀
⊙ 眼睛干涩

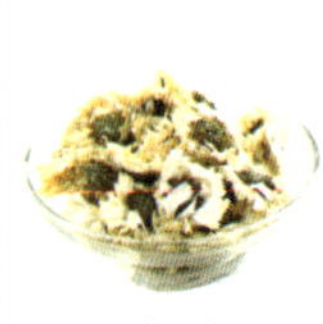

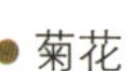

● 菊花

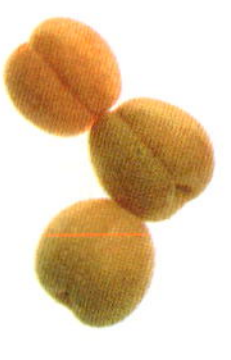

● 杏

宜吃食物推荐

◎老花眼患者宜吃：番茄、黄瓜、白菜、洋葱、菠菜、芹菜、苜蓿、蒜苗、葡萄、柠檬、香蕉、苹果、杏、菊花、羊肉、牛肉等食物。

番茄	◎富含维生素C，可改善视力。 ◎可明目，增强视力。 ◎延缓白内障的发生。
菊花	◎可以缓解眼睛疲劳。 ◎缓解眼睛干涩。 ◎养肝明目。

忌吃食物提醒

◎老花眼患者忌吃：碳酸饮料、浓茶、咖啡、全脂牛奶、大蒜、蛋糕、饼干等食物。

[全脂牛奶]

◎胆固醇含量过高，如果老年人还患有高血压等病症，则会加重老花眼的症状。

宜知的饮食原则

◎用眼比较多的人平时应该多摄取富含维生素A和B族维生素的食物。

◎加强补益肝肾、健脾和胃的饮食调理，补充多种营养成分。

◎宜多喝水。

忌走进的饮食陷阱

◎忌食辛辣、油腻食物。

◎忌喝酒。

结膜炎

结膜炎是结膜组织在外界和机体自身因素的作用下发生炎性反应的统称。虽然结膜炎本身对视力影响一般并不严重，但是当其炎症波及角膜或引起并发症时，可导致视力的损害。患结膜炎者应及时就医治疗，不可大意，同时也要注意饮食对病症的影响。

相关症状表现

⊙ 眼睛有异物感、烧灼感

⊙ 眼睛发痒

⊙ 畏光

⊙ 流泪

⊙ 刺痛

⊙ 眼睛干涩

⊙ 结膜充血

⊙ 分泌物增多

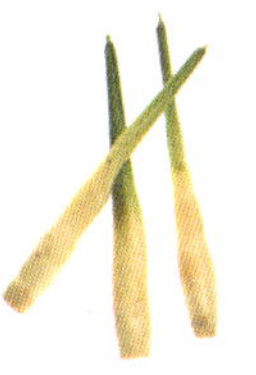
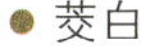
● 茭白

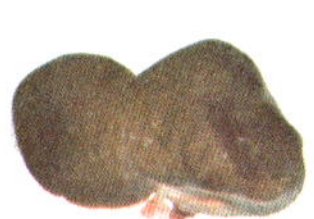
● 羊肝

宜吃食物推荐

◎结膜炎患者宜吃：丝瓜、冬瓜、胡萝卜、苋菜、菠菜、茭白、荸荠、西瓜、柠檬、樱桃、石榴、香蕉、薏米、赤小豆、黑豆、酵母、鱼肝油、鱼腥草、绿豆、空心菜、番茄、百合、白菜、罗汉果、鸡肉、动物肝脏等食物。

动物肝脏	◎富含对结膜炎有益的维生素A，可提升眼睛的免疫力。
鱼腥草	◎清热，利湿，解毒。

忌吃食物提醒

◎结膜炎患者忌吃：韭菜、芥菜、雪里蕻、酒、咖啡、浓茶、葱、大蒜、辣椒、胡椒、羊肉、带鱼、黄鱼、鳗鱼、虾、螃蟹等食物。

[带 鱼]

◎带鱼属发物，会导致结膜炎加重或复发。

[　酒　]

◎酒为发物，会延缓治愈的时间。

宜知的饮食原则

◎维生素D可以用来治疗结膜炎，患者可加大摄入量。

◎日常饮食要加大对水分的摄取。

忌走进的饮食陷阱

◎忌吃烧烤、油炸、油煎等食物。

◎要避免辛辣与生冷的食物。

白内障

由于各种原因如老化、遗传、局部营养障碍、外伤等，引起晶状体代谢紊乱，导致晶状体蛋白变性而发生混浊，被称为白内障。临床实践证明，在白内障的发展过程中，饮食有非常重要的作用，若能合理饮食，可有效减缓或防止白内障的发展。

相关症状表现

⊙ 视力障碍
⊙ 眼部有灼伤感
⊙ 白瞳症

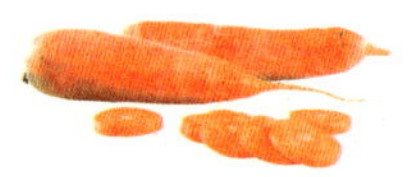

胡萝卜

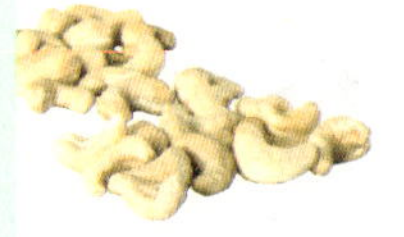

腰果

豆腐

宜吃食物推荐

◎白内障患者宜吃：豆芽、油菜、西蓝花、胡萝卜、菠菜、南瓜、番茄、石榴、木瓜、葡萄、花生、腰果、菊花茶、豆腐、动物肝脏等食物。

腰果	◎含有丰富的抗氧化剂，可减少自由基对眼睛的伤害。
石榴	◎明目。 ◎富含维生素C，可延缓病情。

忌吃食物提醒

◎白内障患者忌吃：肥肉、荞麦、咖啡、猪油、咖喱、胡椒、辣椒等食物。

[咖喱]

◎较强的刺激性会加剧眼晶状体混浊和视力模糊。

[猪油]

◎导致眼睛晶状体营养代谢失调。

宜知的饮食原则

◎应多吃些富含锌的食物。

◎多吃富含维生素C的食物，因为维生素C具有抗氧化作用，能减轻紫外线对晶体的损害。

忌走进的饮食陷阱

◎减少或控制甜食。

◎忌喝太多牛奶，以每天不超过500毫升为宜。

青光眼

青光眼是指眼内压间断或持续升高的一种眼病。持续的高眼压会给眼球各部分组织和视功能带来损害，如不及时治疗，视力可能受影响甚至失明。青光眼不可小觑，防病控病应从日常饮食做起。

相关症状表现

⊙ 怕光
⊙ 流泪
⊙ 失眠
⊙ 偏头痛
⊙ 习惯性便秘
⊙ 眼睛疲劳
⊙ 眼胀痛、干涩
⊙ 视物朦胧

宜吃食物推荐

◎**青光眼患者宜吃：** 白菜、白萝卜、生菜、菠菜、胡萝卜、冬瓜、丝瓜、柑橘、西瓜、香蕉、梨、赤小豆、薏米、小米、玉米、荞麦、大麦、燕麦、绿茶、蜂蜜、枸杞子、牛奶、动物内脏、瘦猪肉等食物。

蜂蜜	◎健脾解毒、清火明目、降低眼压。

忌吃食物提醒

◎**青光眼患者忌吃：** 姜、葱、蒜、辣椒、茴香、桂皮、花椒、胡椒、芥末、咖喱、猪油等食物。

[茴 香]

◎可使毛细血管扩张，导致眼压增高，青光眼发作。

宜知的饮食原则

◎要选择清淡、低盐的食品。

◎可适当多吃富含膳食纤维的食物。

忌走进的饮食陷阱

◎口渴时不要饮水过量，一般每次饮水不要超过500毫升。

◎忌酒。大量饮酒可造成眼球毛细血管扩张，眼睛充血加重，甚至导致青光眼急性发作。

◎忌喝浓茶。喝浓茶会使眼压升高。

◎忌食烧烤油炸之品。

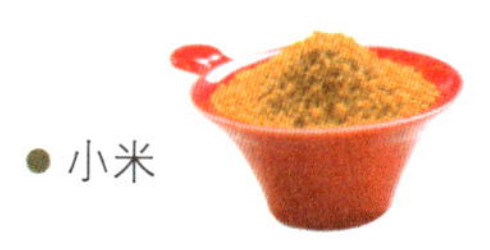

● 小米

干眼症

干眼症是指眼睛泪液分泌异常，无法保持眼睛湿润所引发的眼球病变。干眼症的成因目前尚不清楚，治疗也没有一劳永逸的方法，因此，预防干眼症就显得很重要。平时在饮食中加入一些营养眼睛的食物，是最方便、最有效的缓解干眼症症状的方法。

相关症状表现

- ⊙ 眼睛疲劳
- ⊙ 眼睛有异物感
- ⊙ 眼睛有干涩感
- ⊙ 眼睛有烧灼感
- ⊙ 眼睛有酸胀感
- ⊙ 眼痛
- ⊙ 畏光

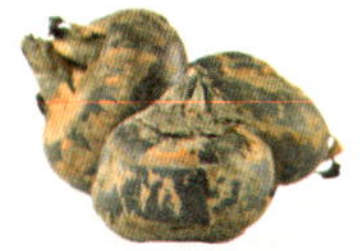
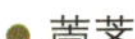

● 荸荠

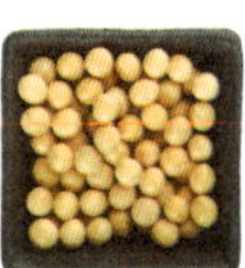

● 大豆

宜吃食物推荐

◎干眼症患者宜吃：番茄、芹菜、茄子、荸荠、黄瓜、冬瓜、乌梅、甘蔗、柿子、香蕉、小麦、绿豆、赤小豆、大豆、鲫鱼、银耳、黑木耳、阿胶、蜂蜜、蜂王浆、枸杞子、红枣、百合、莲子、鸭肉、乌骨鸡等食物。

红枣	◎富含维生素A和维生素C。 ◎增强巩膜的坚韧性。 ◎养肝明目。
大豆	◎富含B族维生素，补充视神经所需的营养。 ◎滋肝明目。

忌吃食物提醒

◎干眼症患者忌吃：荔枝、金橘、槟榔、羊肉、牛肚、肉桂、人参、冬虫夏草、黄芪、白术、大蒜等食物。

[大蒜]

◎大蒜辛辣，易伤肝损眼。

◎容易导致视力下降。

宜知的饮食原则

◎宜均衡饮食，多吃新鲜蔬菜和水果。

◎宜多喝水，以减轻眼部干燥。

◎多吃含叶黄素、胡萝卜素等养分的食物。

忌走进的饮食陷阱

◎避免辛辣刺激性食物。

◎要少吃多糖、多油、多盐的食物。

夜盲症

夜盲症是指在暗环境下或夜晚，视力很差或完全看不见东西的病症。致病的根本原因在于视网膜视杆细胞缺乏合成视紫红质的原料或视杆细胞本身有病变。夜盲症一般是由缺乏维生素A引起的，因此，注意饮食尤为重要。

相关症状表现

⊙ 夜间视力较白天视力差很多
⊙ 不能在夜间开车
⊙ 不能在光线不足的室内从事活动
⊙ 视力减退

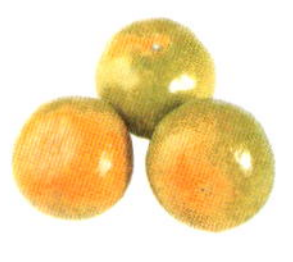
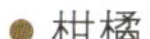
● 柑橘

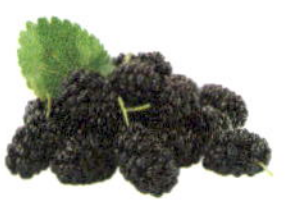
● 桑葚

宜吃食物推荐

◎夜盲症患者宜吃：羊肝、牛肝、菠菜、胡萝卜、红薯、海带、马齿苋、韭菜花、桑葚、核桃、大枣、柑橘、猕猴桃、芝麻、大豆、山药、黑木耳等食物。

韭菜花	◎丰富的维生素A可维持眼睛的正常功能。 ◎缓解眼睛干涩症状。 ◎性凉，可清热解毒。
牛肝	◎益血补肝。 ◎养肝宁神，益气明目。

忌吃食物提醒

◎夜盲症患者忌吃：莴笋、雪里蕻、芥菜、胡椒、花椒、辣椒、洋葱、大蒜、桂皮、丁香、葱、白酒等食物。

[芥 菜]

◎性温热，容易导致上火伤肝。

[莴 笋]

◎含有对视神经有刺激作用的成分，多食莴笋会中毒，引起夜盲症或其他眼疾。

宜知的饮食原则

◎要注意人体必需营养素的摄入量。

◎处理食物要以清淡少油的烹调方式为主，尽量不要以煎、炸等方式来处理食物。

忌走进的饮食陷阱

◎要远离烟与酒。

◎忌吃温燥伤阴、性热助火的食物。

鼻炎

鼻炎是鼻腔黏膜和黏膜下组织的炎症，表现为充血或者水肿。鼻炎有很多种，常见的类型有急性鼻炎、慢性鼻炎、变应性鼻炎和萎缩性鼻炎。鼻炎症状各异，危害极大，给人们的生活、工作带来了极大的影响。为了减轻鼻炎的不利影响，患者可以从日常饮食中做起。

相关症状表现

[急性鼻炎]

⊙ 体温升至38℃或更高

⊙ 鼻塞；流泪和大量清水涕

[慢性鼻炎]

⊙ 间歇或持续鼻塞、流涕

⊙ 长期鼻塞

[变应性鼻炎]

⊙ 鼻痒；眼睛痒涩；耳闷

⊙ 黑眼圈

[萎缩性鼻炎]

⊙ 鼻腔、鼻咽部干燥；鼻塞

⊙ 分泌物黏稠；嗅觉减退或完全消失；头痛、头晕

宜吃食物推荐

◎急性鼻炎患者宜吃：菊花、蜂蜜等。

◎慢性鼻炎患者宜吃：山楂、柑橘、油菜等。

◎变应性鼻炎患者宜吃：菠菜、玉米、芋头、红薯、石榴、水蜜桃等食物。

◎萎缩性鼻炎患者宜吃：牛奶、番茄、苹果等食物。

柑橘	◎缓解鼻塞。 ◎改善鼻腔充血和过敏症状。

忌吃食物提醒

◎急性鼻炎患者忌吃：冰冷食物、梨等。

◎慢性鼻炎患者忌吃：辣椒、桂圆、鱼干等食物。

◎变应性鼻炎患者忌吃：海鲜、柠檬、大白菜等食物。

◎萎缩性鼻炎患者忌吃：椰子、哈密瓜、巧克力等食物。

[梨]

◎性凉，所以脾胃虚寒型鼻炎者忌食。

宜知的饮食原则

◎慢性鼻炎患者宜多吃蔬菜。

◎急性鼻炎患者宜多喝水。

忌走进的饮食陷阱

◎萎缩性鼻炎不宜吃燥热、辛辣的食物，同时不宜吸烟喝酒。

◎忌食虾、蟹、公鸡肉等食物。

牙周炎

牙周炎是指发生在牙龈、牙周韧带、牙骨质和牙槽骨部位的慢性炎症，多数病例由长期存在的牙龈炎发展而来，形成牙周袋和牙槽骨吸收症状。牙周炎病程发展缓慢，可防可控，在日常生活中，合理搭配饮食就可以在一定程度上预防牙周炎。

相关症状表现

⊙ 牙龈颜色深红发紫
⊙ 牙龈出血
⊙ 口臭
⊙ 牙龈退缩
⊙ 牙齿松动
⊙ 牙结石

宜吃食物推荐

◎**牙周炎患者宜吃：**番茄、芹菜、豆芽、菠菜、茼蒿、芥菜、石榴、火龙果、苹果、梨、大麦、小麦、豆制品、虾、螃蟹、牛奶、鸡蛋、鸡、鸭、鱼、瘦肉等食物。

茼蒿	◎清热解毒。 ◎富含维生素D。
梨	◎缓解牙龈出血。 ◎改善口腔末梢血液循环。

忌吃食物提醒

◎**牙周炎患者忌吃：**巧克力、碳酸饮料、蜂蜜、芥末、咖喱等食物。

[巧克力]

◎容易发酵生酸，滋生细菌，破坏牙龈，加重牙周炎。

[芥末]

◎辛辣食物，易引起上火，导致牙周炎加重或复发。

宜知的饮食原则

◎口渴时喝白开水，不喝其他饮料。

◎三餐要定时定量，餐后或喝饮料过后要用白开水漱口。

忌走进的饮食陷阱

◎要适当减少高酸性食物的摄入。

◎忌滋补油腻、海腥等刺激性食品。

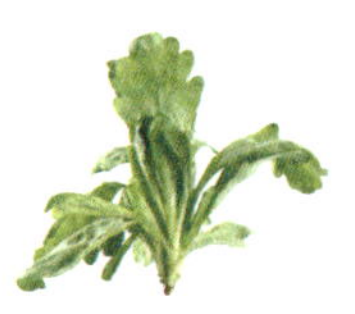

● 茼蒿

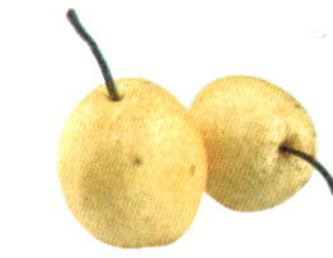

● 梨

口腔溃疡

口腔溃疡是一种反复发作的慢性口腔黏膜病，该病与机体抵抗力下降、情绪失调、内分泌紊乱、真菌感染等有关。口腔溃疡的原因有很多，相当一部分的口腔溃疡与某些营养物质摄入过少有关。因此，适当的食疗法对口腔溃疡是有效的。

相关症状表现

⊙ 口腔痛

⊙ 溃疡面一般呈圆形或椭圆形

⊙ 溃疡面有白色或黄色的中心

⊙ 口苦

⊙ 舌头上的溃疡长时间不愈

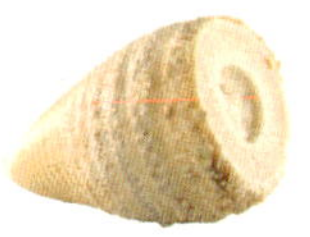

● 竹笋

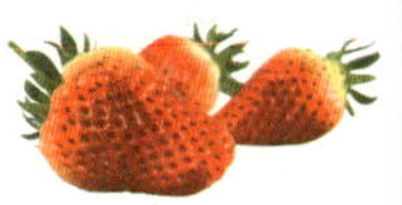

● 草莓

宜吃食物推荐

◎口腔溃疡患者宜吃：紫菜、田螺、沙参、麦冬、豆腐、梨、萝卜、绿豆芽、水芹、竹笋、丝瓜、菠菜、海带、香蕉、无花果、荸荠、草莓、金银花、西瓜皮、柿子、冬瓜、鸭肉等食物。

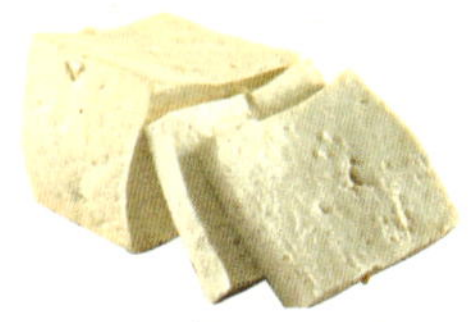

● 豆腐

西瓜皮	◎清热解毒、利尿去火。
金银花	◎散热解毒、疏散风热，促进溃疡愈合。
柿子	◎清热去燥。

忌吃食物提醒

◎口腔溃疡患者忌吃：虾、鹅肉、人参、丁香、大蒜、韭菜、炒花生米、樱桃、洋葱、紫河车、辣椒、生姜、砂仁、香椿头、桃子、雀肉、爆米花、羊肉、花椒、桂皮等食物。

[桂皮]

◎热性，容易使人上火，导致症状加重或复发。

[花椒]

◎辛辣食物，容易使人上火，加重口腔溃疡。

宜知的饮食原则

◎饮食要多样化。

◎宜多食刺激性小的水果。

◎要多饮水。

◎食用质软、易消化的食物。

忌走进的饮食陷阱

◎如果溃疡反复发作均是由食物过敏引起的，则应避免食用那些易引起过敏反应的食物。

◎辛辣的食物也会增加疼痛感，应避免食用。

◎应避免食用含香料的食品及其他可能刺激口腔的食物。

◎不宜食多渣和高纤维食品。

对症补充营养素

维生素C+维生素B_2——防治口腔溃疡的良药

研究证实，维生素C对预防口腔溃疡的效果十分显著。但是因为人们不可能预知溃疡什么时候会发生，所以不能只在溃疡发作时才服用维生素C，而是要坚持每天服用才有效果。许多专家建议人们每天摄入500毫克维生素C，尤其是生活压力较大的人更应坚持每天补充，有利于预防口腔溃疡。

除了维生素C，维生素B_2对防治口腔溃疡也有作用。对于那些长期压力比较大的人、不经常吃乳制品和肉类的人来讲，应适当补充维生素B_2。

对症膳食推荐

香蕉金橘汁

材料 香蕉1根，金橘6～8个，圆白菜1大片，黑芝麻2大匙。

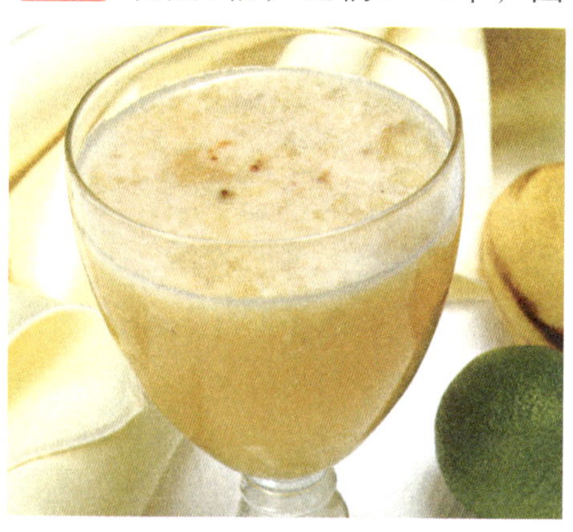

做法

❶ 香蕉剥皮；金橘取肉榨汁；圆白菜洗净后备用。

❷ 将圆白菜剥成小片，香蕉切成小段，一同放入榨汁机。

❸ 榨汁机中同时加入金橘汁、黑芝麻及300毫升凉白开，打匀即可。

治疗口腔溃疡的小偏方

材料：蜂蜜适量。

用法：将口腔洗漱干净后用消毒棉签蘸蜂蜜涂于溃疡面，涂擦后暂不要进食。15分钟左右，可将蜂蜜连口水一起咽下，再继续涂擦，一天可重复数次。

龋齿

龋齿是一种由口腔中多种因素综合作用引起的牙齿硬组织进行性损伤，表现为无机质的脱矿和有机质的分解，随着病程的发展牙齿由色泽变化到实质性病损的演变过程。预防龋齿的方法有多种，通过饮食来预防龋齿是一种比较直接有效的方法。

相关症状表现

⊙牙齿对冷、热食或甜食有过敏现象
⊙牙齿变成棕色
⊙珐琅质表面有清晰的孔洞
⊙牙齿疼痛

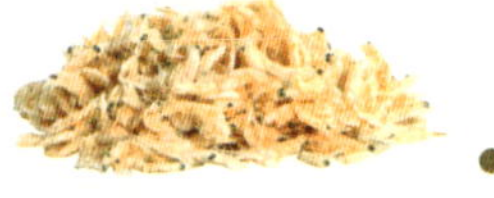
● 虾皮

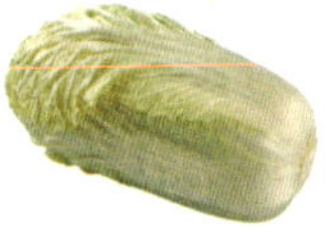
● 白菜

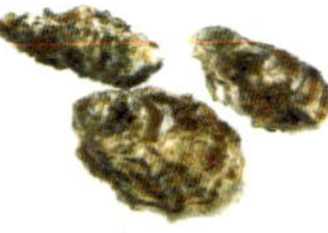
● 牡蛎

宜吃食物推荐

◎龋齿患者宜吃： 白菜、胡萝卜、茼蒿、葱头、豆芽、青椒、苹果、芹菜、韭菜、竹笋、虾皮、骨头、牡蛎、海带、紫菜、香菇、荠菜、油菜等食物。

芹菜	◎含有大量的膳食纤维，对牙面有摩擦和清洁作用。
虾皮	◎富含钙，可以巩固牙齿。

忌吃食物提醒

◎龋齿患者忌吃： 黄瓜、桃子、山楂、梅干、醋、糖果、螃蟹、毛蚶、蛏子、河蚌等食物。

[梅干]

◎腐蚀龋齿部位。
◎影响牙齿的坚硬度。

[糖果]

◎糖类容易黏附在牙齿表面，侵害牙本质，导致龋洞。

宜知的饮食原则

◎维生素A能增加牙床黏膜的抗菌能力，所以，要注意从膳食中保证供给。

◎宜吃磷含量高的食物，磷能够防止口腔内过度酸化，保护牙釉质、预防龋齿。

忌走进的饮食陷阱

◎甜食、过冷、过硬的食物不宜食用。

扁桃体炎

扁桃体炎一般是指腭扁桃体的非特异性炎症，主要分为急性扁桃体炎和慢性扁桃体炎。急性扁桃体炎大部分是机体抵抗力降低时感染细菌或病毒所致；慢性扁桃体炎是由于急性扁桃体炎反复发作所致。对于各种类型的扁桃体炎，我们都可以通过饮食来调理改善。

相关症状表现

［急性扁桃体炎］

⊙ 咽喉干燥；鼻塞

⊙ 咽喉肿痛灼热

⊙ 吞咽困难

⊙ 声音嘶哑

⊙ 发热恶寒

⊙ 扁桃体红肿；咳嗽、痰黄

⊙ 舌质红、苔黄

［慢性扁桃体炎］

⊙ 咽部微痛、微痒

⊙ 干咳无痰；咽部异物感；喉核肥；口干不喜多饮；舌质红或干少苔；口臭

宜吃食物推荐

◎各类型扁桃体炎患者均宜吃：番茄、胡萝卜、大豆、豆腐、豆浆、梨、冰糖、蜂蜜、金银花、麦冬、桔梗、甘草等食物。

桔梗	◎祛痰、排脓、滋阴降火、宣肺利咽。
麦冬	◎养阴清热、改善咳嗽痰黏。

忌吃食物提醒

◎各类型扁桃体炎患者均忌吃：辣椒、腌制品、花椒、咖喱、芥末、糖、酸枣、姜、大蒜、油条、猪肉、猪油等食物。

［ 咖 喱 ］

◎为辛辣食物，多食会加重扁桃体炎症状。

［ 油 条 ］

◎属于热性食物，多食只会让扁桃体炎更严重。

宜知的饮食原则

◎饮食宜清淡，食性宜凉、宜寒。

◎宜常吃蔬菜、水果、豆类。

◎平时要多喝水，注意饮食均衡。

忌走进的饮食陷阱

◎忌辛辣刺激品及油煎食物。

◎忌食坚硬食物。

中耳炎

中耳炎俗称“烂耳朵”，是人耳中部鼓室黏膜因病毒或细菌感染引发的炎症。病菌进入耳鼓室后，当机体的抵抗力减弱或细菌毒素增强时就会产生炎症。专家提醒，许多食物都有抗菌消炎、通耳利窍的作用，合理饮食有助于疾病的恢复。

相关症状表现

- ⊙ 耳内疼痛、夜间加重
- ⊙ 发热
- ⊙ 听力减退
- ⊙ 恶寒
- ⊙ 口苦
- ⊙ 小便红或黄
- ⊙ 便秘

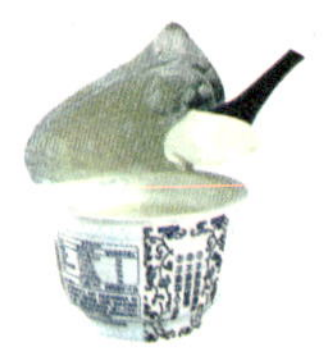

● 酸奶

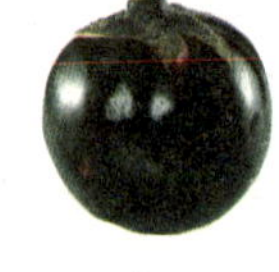

● 茄子

宜吃食物推荐

◎中耳炎患者宜吃：芹菜、丝瓜、茄子、荠菜、茼蒿、黄瓜、苦瓜、冬瓜、薏米、大豆、白菜、香蕉、苹果、梨、豆腐、豆皮、豆浆、胡萝卜、牛奶、酸奶等食物。

酸奶	◎营养丰富，富含蛋白质。 ◎促进新陈代谢。
大豆	◎补充患病期间身体消耗的组织蛋白。 ◎修复身体代谢功能。
芹菜	◎清热祛火。 ◎富含多种维生素。

忌吃食物提醒

◎中耳炎患者忌吃：辣椒、麻辣烫、鱼、虾、螃蟹、公鸡、牛肉、腌肉、冰激凌等食物。

[虾]

◎容易成为致敏原，诱发中耳炎。

[牛肉]

◎属于发物，多食可能加重中耳炎。

[鱼]

◎属于发物，可使内热加重，病情更严重。

宜知的饮食原则

◎宜食用具有清热消炎作用的新鲜蔬菜

与水果。

◎如果用抗组胺药物，可通过喝大量的水来补充流失的液体。

忌走进的饮食陷阱

◎忌食用肥腻厚味食物。因为这些食物容易聚湿生痰，助热化火，可以使体内湿热内盛，从而使症状加重。

◎忌吃油煎、油炸、烤的食物。

◎忌吃坚硬难咬、不太容易消化的食物。

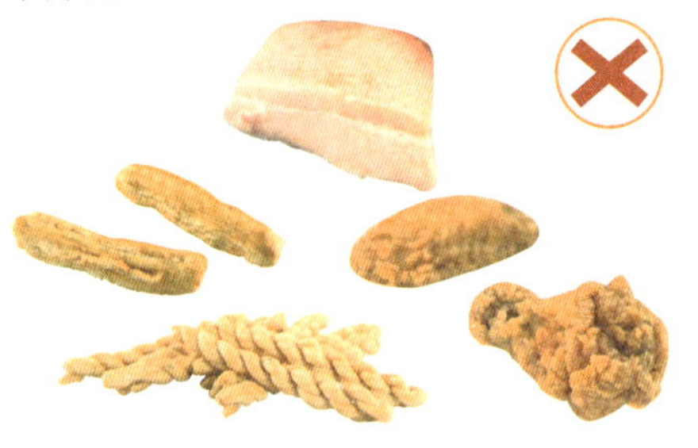

对症补充营养素

中耳炎患者必补的三种营养成分

β-胡萝卜素： β-胡萝卜素可清除自由基，增强抵抗力，可在肝脏中转化为维生素A，增强器官内腔黏膜系统的防御能力，提高耳部的抗感染力。

B族维生素： B族维生素具有促进新陈代谢、改善微循环的作用，对提高免疫力、稳定情绪、缓解疼痛有非常好的效果，是中耳炎患者缓解病情的有效营养成分，宜适量服用。

维生素C： 维生素C是典型的抗氧化剂，具有解毒、增强免疫力、防止感染的功效，能有效预防中耳炎的发展，并可达到促进疾病康复的目的。

对症膳食推荐

胡萝卜海带条

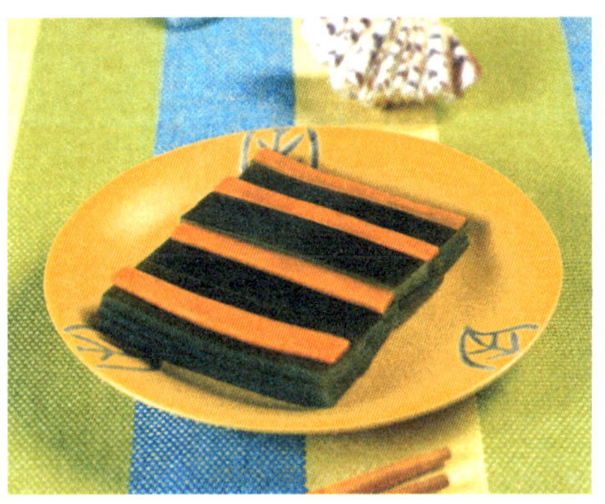

材料 水发海带200克，胡萝卜100克。

调料 香油、米醋各适量，盐少许。

做法

❶ 水发海带去蒂洗净，切成粗条，备用。

❷ 胡萝卜去蒂，清洗干净，切成粗条，备用。

❸ 将水发海带条及胡萝卜条用开水氽烫，捞出沥干。

❹ 将海带条及胡萝卜条放入器皿中，加入适量香油、盐、米醋，搅拌均匀，装盘即可食用。

咽喉炎

咽喉炎是由细菌引起的一种疾病，可分为急性和慢性两种。急性咽喉炎常为上呼吸道感染的一部分，多由病毒感染引起。急性咽喉炎反复发作可转为慢性咽炎，长期吸烟饮酒或受有害气体刺激也可引起慢性咽炎。专家建议，咽喉炎患者应注意合理膳食。

相关症状表现

[急性咽喉炎]

⊙ 咽部干痒、疼痛

⊙ 吞咽时疼痛感加重

⊙ 有时有明显的耳痛

[慢性咽喉炎]

⊙ 咽部干痒

⊙ 咽部有胀感

⊙ 分泌物多而灼痛

⊙ 有异物感

⊙ 易干呕

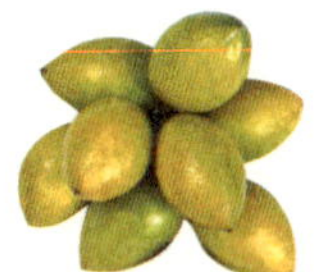

● 橄榄

宜吃食物推荐

◎急性咽喉炎患者宜吃：草莓、橄榄、黄瓜、雪梨等食物。

◎慢性咽喉炎患者宜吃：海带、蜂蜜、莲藕、葡萄等食物。

橄榄	◎清热解毒、利咽生津。 ◎治疗咽喉肿痛，吞咽不利。
草莓	◎可修复咽部损伤的黏膜。 ◎清热。 ◎缓解咽喉肿痛。

忌吃食物提醒

◎急性咽喉炎患者忌吃：油炸花生、辣椒、咖啡等食物。

◎慢性咽喉炎患者忌吃：胡椒、冰镇西瓜、凉果汁、榨菜等食物。

[榨 菜]

◎对咽喉有较强的刺激性，多食容易加重咽喉炎的症状。

宜知的饮食原则

◎宜多饮白开水。

◎饮食以清淡、易消化为原则。

◎营养充足，合理膳食，保证优质蛋白、维生素、无机盐的摄入。

忌走进的饮食陷阱

◎忌食用炸、烤、爆的方式处理的食物。

◎忌食太烫的食物。

◎不要吃辛辣、过咸的食物。

皮肤科疾病

痤疮

痤疮俗称“粉刺”，是一种多发于青少年的毛囊皮脂腺慢性炎症性皮肤病。此病多从青春期开始发病，常持续至成年期，30岁以后逐渐趋向稳定或痊愈。引发该病的诱因有多种，饮食是其中的一种，以下将详细介绍痤疮患者的饮食宜忌。

相关症状表现

⊙ 丘疹
⊙ 脓包
⊙ 结节及囊肿
⊙ 油脂溢出
⊙ 用手挤压粉刺可见乳白色脂栓

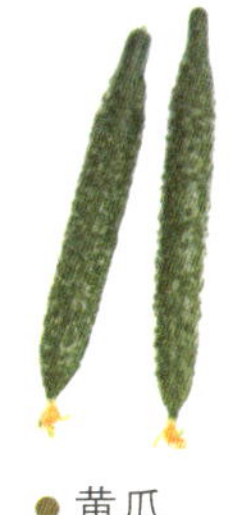
黄瓜

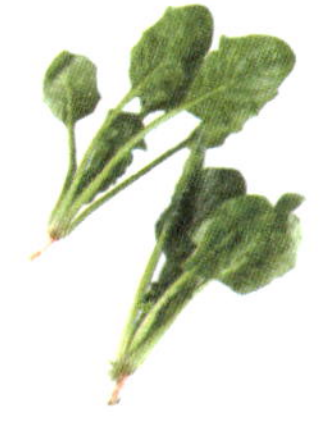
菠菜

宜吃食物推荐

◎**痤疮患者宜吃：**茼蒿、黄瓜、丝瓜、冬瓜、苦瓜、绿豆芽、番茄、圆白菜、西瓜、橘子、香蕉、酸枣、山楂、绿豆芽、胡萝卜、荠菜、菠菜、动物肝脏、脱脂牛奶等食物。

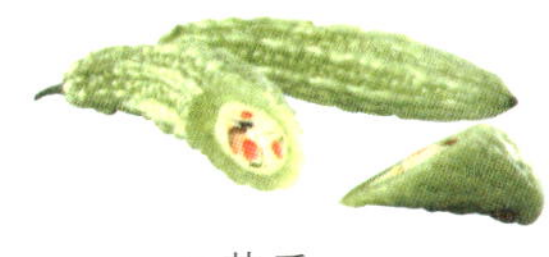
苦瓜

动物肝脏　◎含有丰富的B族维生素。对预防和缓解痤疮具有一定的辅助作用。

忌吃食物提醒

◎**痤疮患者忌吃：**浓茶、咖啡、点心、辣椒、大蒜、南瓜、桂圆、栗子、羊肉、鸡肉、鲤鱼、鲢鱼等食物。

[羊 肉]

◎羊肉性温，食后易上火，进而加重痤疮患者的病情。

宜知的饮食原则

◎宜多吃新鲜蔬菜。

◎宜多喝水，帮助机体排毒。

忌走进的饮食陷阱

◎**忌常吃甜食。**过量食用含糖和淀粉类食物可使皮脂腺分泌量增加。

◎**忌烟酒。**酒生湿热，烟助肺热。肺胃热盛，同样可造成或加重痤疮。

湿疹

湿疹是由多种内外因素所致的一种常见且伴有瘙痒的过敏性皮肤病，发病原因未明。但一般认为，过敏体质是发病的主要原因。湿疹按其发病过程可分为急性湿疹、亚急性湿疹及慢性湿疹三种类型。以下将介绍饮食对湿疹疾病的影响。

相关症状表现

[急性湿疹]

⊙ 红斑；丘疹；感染

⊙ 皮肤起小水疱

⊙ 水疱糜烂

⊙ 渗液

[亚急性湿疹]

⊙ 丘疹；结痂

⊙ 有少许脱屑现象

[慢性湿疹]

⊙ 皮肤变得粗糙

宜吃食物推荐

◎三种类型湿疹患者均宜吃：黑木耳、百合、豆腐、红薯、菜瓜、豇豆、蚕豆、梨、苹果、橘子、柿子、草莓、土豆、茭白、小白菜、赤小豆、山药、黄花菜、绿豆、西瓜、薏米、白扁豆、苋菜、胡萝卜、番茄、藕、绿豆芽等食物。

山药	◎补益脾胃、健脾利湿。
赤小豆	◎利水除湿、清热解毒。

忌吃食物提醒

◎三种类型湿疹患者均忌吃：猪头肉、肥猪肉、公鸡、乌贼鱼、鲈鱼、鲢鱼、黄鳝、螃蟹、鸭蛋、糯米、辣椒、茴香、花椒、洋葱、大蒜、芥末、葱、胡椒、桂皮、韭菜、竹笋、莴笋、蘑菇、牡蛎、海带、海蜇、淡菜、紫菜等食物。

[黄鳝]

◎发物，皮肤瘙痒者忌食。

◎所含营养物质易诱发疮疥。

[鲢鱼]

◎性温，易诱发或加重慢性皮肤湿疹。

宜知的饮食原则

◎饮食宜清淡。湿疹患者十分适合通过食用粥膳进行调理，可多食具有清热利湿功效的粥膳。

◎合理搭配饮食。饮食搭配要有荤有素，品种多样化。
◎饮食定时定量。
◎多吃含维生素较多的食物，多吃水果和新鲜蔬菜。
◎水果和蔬菜一定要洗净后再吃，防止某些植物促生长剂、农药引起湿疹。

忌走进的饮食陷阱

◎避免食用刺激性食物，患病后首先不吃易致过敏，或刺激性饮食1~2周，然后食用怀疑过敏的食品，如果湿疹症状加重，说明所加的物质过敏，就要限制不吃该食品。
◎饮食有节，避免暴饮暴食。
◎限制或禁用某些食物，都应因人而异，要有一定的针对性，不要盲目限制或禁用。

对症补充营养素

预防及缓解湿疹的两种营养素

维生素D：维生素D具有促进皮肤新陈代谢，增强人体对湿疹抵抗力的作用，湿疹患者可适当摄取。此类营养素既可以通过药剂补充，又可通过食用含维生素D丰富的食物加以补充，但值得注意的是，具体的补充方法需征求医生的建议，切勿自作主张，因为过量补充维生素D可引起中毒，甚至加重病情。

维生素C：维生素C有分解皮肤中黑色素，预防色素沉淀，防止黄褐斑、雀斑发生，使皮肤保持洁白细嫩的功能，并有促进伤口愈合、强健血管和骨骼的作用。湿疹患者适当补充维生素C，可加快伤口的愈合速度。

但要注意，药补不如食补，平时多吃新鲜蔬菜和水果，即可达到补充维生素C的目的。

对症膳食推荐

黄花脆玉煲

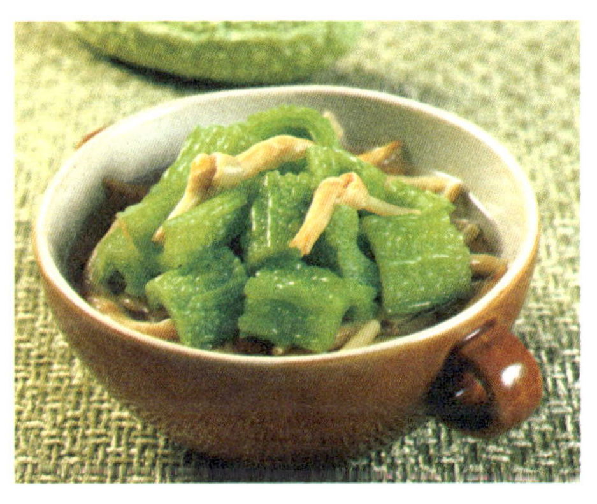

材料 苦瓜2根，黄花菜50克。

调料 盐、味精各适量。

做法

❶ 将黄花菜用温水浸泡开后，洗净备用。

❷ 苦瓜洗净，对半切开，去子，再切小段，用沸水汆烫，放凉。

❸ 将黄花菜、苦瓜段一同放进大碗里，加入盐、味精，隔水蒸10分钟即可。

皮炎

皮炎是指一种皮肤炎症，指皮肤对化学制剂、细菌与真菌等物质的变应性反应。另外，大脑皮质兴奋和抑制过程平衡失调和精神因素也可诱发皮炎。总之，引起皮炎的原因有很多种，其中，饮食对这种疾病也有一定影响。

相关症状表现

- ⊙ 灼热
- ⊙ 潮红
- ⊙ 瘙痒
- ⊙ 肿胀
- ⊙ 皮肤干燥
- ⊙ 皮肤起疱

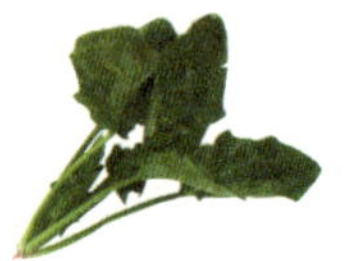

● 菠菜

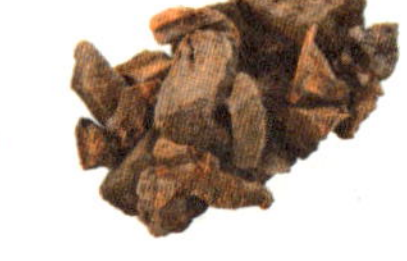

● 何首乌

宜吃食物推荐

◎皮炎患者宜吃：胡萝卜、番茄、芹菜、菠菜、油菜、白菜、土豆、豌豆、香蕉、大豆、苦参、玉竹、何首乌、当归、白芍等食物和药物。

香蕉	◎抑制细菌、真菌滋生。 ◎缓解皮肤瘙痒。 ◎清热解毒。
菠菜	◎促进新陈代谢，清洁皮肤。 ◎促进皮肤修复生长。

忌吃食物提醒

◎皮炎患者忌吃：小麦、黑麦、燕麦、大麦、辣椒、葱、蒜、姜、浓茶、咖啡、烟酒、海鲜、羊肉等食物。

[辣椒]

◎具有强烈刺激性，易诱发或加重皮炎。

[海鲜]

◎易成致敏原，使皮炎复发或加重。

宜知的饮食原则

◎宜经常食用清淡的食物。

◎宜多食富含锰的食物，因为锰元素参与机体的代谢，能减少有毒物质对皮肤的损害。

忌走进的饮食陷阱

◎避免食用可能致敏的食物，以免因过敏而引发皮炎。

◎避免饮酒。

皮肤过敏

皮肤过敏是一种很常见的过敏形式。从医学角度讲，皮肤过敏主要是指皮肤受到各种刺激时表现出的种种不适反应。敏感性肌肤可以说是一种不安定的肌肤，其护理要特别留意，最好去医院通过变应原测试确定引起过敏的原因，在日常饮食中一定要多加注意，以防因误食而引起过敏。

相关症状表现

⊙ 起丘疹
⊙ 皮肤瘙痒
⊙ 皮疹呈瘀点

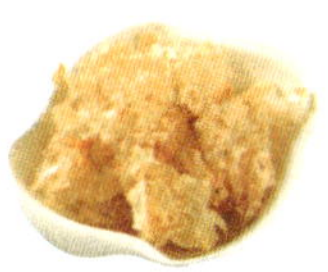

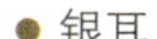

● 银耳

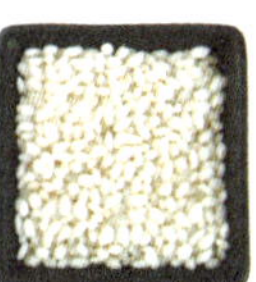

● 糯米

宜吃食物推荐

◎皮肤过敏患者宜吃：菠菜、番茄、冬瓜、苹果、梨、黑木耳、银耳、香菇、糯米、大豆等食物。

苹果	◎可及时清除体内的代谢垃圾。 ◎促进消化、排泄系统通畅，缓解皮肤过敏症状。
番茄	◎抗真菌、清热解毒。 ◎美容，使皮肤细腻光滑。

忌吃食物提醒

◎皮肤过敏患者忌吃：鱼类、虾、螃蟹、贝类、蛋类、牛肉、羊肉、动物内脏、花生、核桃、胡椒、茴香、咖啡、碳酸饮料等及含变应原的食物。

[蛋类]

◎容易成为致敏原，导致皮肤过敏加重或复发。

[鱼类]

◎鱼类中的蛋白质容易导致皮肤过敏。

宜知的饮食原则

◎多食新鲜的水果、蔬菜。

◎饮食要均衡，保持多种维生素的摄入。

◎饮用大量白开水，水能在体内滋润皮肤。

忌走进的饮食陷阱

◎要远离烟和酒。

◎过敏症患者要少食用油腻、甜的及刺激性食物。

荨麻疹

荨麻疹是一种常见的皮肤病，俗称风团、风疹团、风疙瘩、风疹块，是皮肤、黏膜小血管扩张及渗透性增加而出现的一种局限性水肿反应。本病病因复杂，包括许多内外源性因素，食物对此病也有一定影响，以下将介绍荨麻疹患者的饮食宜忌。

相关症状表现

⊙皮肤瘙痒
⊙皮肤有压痕
⊙发热
⊙头痛

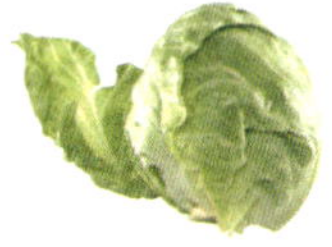
● 圆白菜

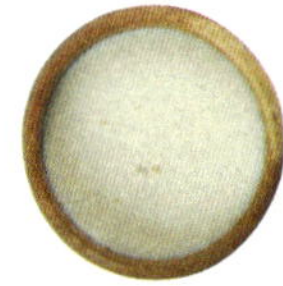
● 豆浆

宜吃食物推荐

◎荨麻疹患者宜吃：西蓝花、菠菜、圆白菜、茼蒿、豆芽、油菜、苹果、香蕉、柿子、葡萄、柠檬、柑橘、豆浆、大米、薏米、梨、绿豆等食物。

豆浆	◎富含可以缓解过敏症的游离氨基酸。

忌吃食物提醒

◎荨麻疹患者忌吃：鱼、虾、牡蛎、蛋类、奶酪、葱、大蒜、可可、芥末、胡椒、花椒等食物。

[花 椒]

◎十分容易成为致敏原。

[牡 蛎]

◎生风化热、助热动血。

宜知的饮食原则

◎宜吃清热解毒的食物。

◎有并发症时，可采用流质及半流质饮食。

◎多吃含维生素C的食物。

◎多吃易消化的食物，如面条、米饭、粥等。

忌走进的饮食陷阱

◎一定要戒掉烟酒。

◎忌过分、盲目地限制饮食。

◎忌长时间、多品种地限制饮食，否则可能会因营养不良而加重病情。

男科疾病

前列腺增生

前列腺增生即人们常说的前列腺肥大，是老年男性常见的疾病之一，为前列腺的一种良性病变。其发病机制与人体雄激素与雌激素的平衡失调有关。因此，前列腺增生的患者可通过饮食调理来平衡体内雌雄激素，缓解病症。

相关症状表现

- ⊙ 尿频
- ⊙ 排尿困难
- ⊙ 血尿
- ⊙ 遗尿
- ⊙ 膀胱排空不全
- ⊙ 尿流中断

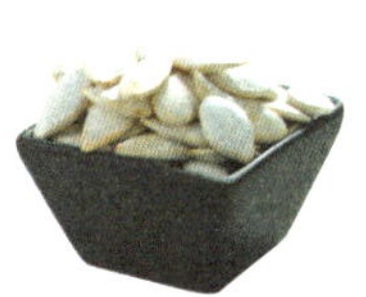
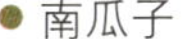
● 南瓜子

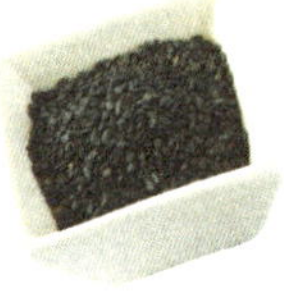
● 芝麻

宜吃食物推荐

◎前列腺增生患者宜吃：西蓝花、菠菜、胡萝卜、苹果、西瓜、荸荠、柚子、南瓜子、葵花籽、芝麻等食物。

芝麻	◎富含木脂素，适合前列腺增生患者。 ◎补肝肾，润五脏，生津，润肠。
南瓜子	◎富含可合成雄激素的锌，对前列腺有保健作用。

忌吃食物提醒

◎前列腺增生患者忌吃：胡椒、茴香、蒜、葱、辣椒、凉拌菜等食物。

[茴 香]

◎性辛辣，多食容易导致肠胃上火，加重症状。

宜知的饮食原则

◎大便秘结可能加重前列腺坠胀的症状，所以平时宜多进食蔬菜水果，增加膳食纤维的摄入量。

◎多饮水，促使多排尿，以利于前列腺分泌物的排泄，减少刺激症状。

忌走进的饮食陷阱

◎**忌食发物。**发物进入人体后会刺激机体，使原本就肿大的前列腺反复充血，加剧局部胀痛的感觉。

◎**不能饮酒。**酒是一种有扩张血管作用的饮品，酒精可以引起内脏器官充血。

阳痿

阳痿是一种男性性功能障碍，指男性在性交时阴茎不能勃起或勃起不全而致不能进行性交。按其致病原因不同，阳痿主要分为肾阳不足型、肾阴虚损型、心脾两虚型、肝气郁结型、肝经湿热型五种类型。

相关症状表现

[肾阳不足型]

⊙ 阴茎萎软不举

⊙ 平素畏寒肢冷

⊙ 大便溏薄；腰膝酸软

[肾阴虚损型]

⊙ 精神疲乏；尿黄便干

[心脾两虚型]

⊙ 面色萎黄；身倦无力

⊙ 心悸失眠

[肝气郁结型]

⊙ 胁骨胀痛

⊙ 喜叹气

[肝经湿热型]

⊙ 阴囊潮湿或痒痛

⊙ 小便黄赤；口苦耳鸣

宜吃食物推荐

◎肾阳不足型患者宜吃：栗子、牛鞭、海参、韭菜等食物。

◎肾阴虚损型患者宜吃：干贝、海带、紫菜等食物。

◎心脾两虚型患者宜吃：桂圆、牛肉、莲子、栗子、银耳、山药等食物。

◎肝气郁结型患者宜吃：佛手、黄花菜、金橘饼、鲜橘汁等食物。

◎肝经湿热型患者宜吃：丝瓜、西瓜、田螺等食物。

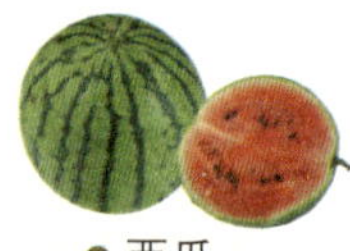

● 西瓜

韭菜	◎温补壮阳。 ◎固精止遗。

忌吃食物提醒

◎肾阳不足型患者忌吃：苦瓜、冷饮、河蚌、鸭肉、柿子、海鲜等性寒生冷之物。

◎肾阴虚损型患者忌吃：葱、蒜、羊肉、辣椒、白酒等辛辣香燥性食物。

◎心脾两虚型患者忌吃：洋葱、芥菜、姜等食物。

◎肝气郁结型患者忌吃：黄芪、人参等食物。

◎肝经湿热型患者忌吃：肥肉、海鲜、辣椒等油腻刺激食物。

[苦瓜]

◎苦瓜性凉，多食会加重症状。

宜知的饮食原则

◎饮食以清淡、营养丰富、含蛋白质较高的食物为主，适当进食滋阴补肾的食物。

◎多吃新鲜蔬菜、水果和豆制品，以保持营养的平衡。

◎适当多吃动物内脏。

◎宜常吃含精氨酸较多的食物。

◎阳痿患者可以适当选用补肾壮阳的中药，会有一定的改善效果。

忌走进的饮食陷阱

◎禁食肥腻、过甜、过咸的食物。

◎临床观察发现，在服用了补肾壮阳保健品的男性阳痿患者中，补肾壮阳保健品的有效率不足20%。因此，专家建议阳痿患者，切忌盲目滥补，不但起不到壮阳的作用，反而有可能越补越虚，加重病情。

◎避免喝刺激性饮料，如咖啡、碳酸饮料等。这些饮品的刺激性均较强，都会干扰性冲动刺激反射传递途径，抑制勃起。所以，专家提醒有此类嗜好的阳痿患者，需尽快改善饮食习惯，以免加重病情。

对症补充营养素

补锌——阳痿患者的福音

近年来科学研究发现，锌对男性来说意义重大，它可增强男性的性功能，提高精子数量和活动力。倘若男性体内严重缺锌，就可能造成生殖组织萎缩、精子数量减少，这是导致不育的重要因素。

有关专家在临床试验中还发现，阴茎短小、性欲减退、性功能低下、精子发育不良、阳痿、早泄的青壮年人的头发与精液中都严重缺乏锌元素。当补充一定量的锌剂或进食含锌量丰富的食物后，试验对象生长发育增速、阴茎增大、精子发育明显改善，阳痿、早泄症状都有所好转。

由此可见，阳痿患者应该适当地补锌，对改善病情非常有益。平时可多吃些含锌量丰富的食材，必要时可征求医生的意见，补充一些锌剂。

对症膳食推荐

虾皮韭菜粥

材料 虾皮、韭菜各适量，糙米半杯。

调料 盐少许。

做法

❶ 糙米洗净泡水3小时后，放入深锅内并加4杯水，煮到米粒裂开；虾皮用水冲洗数次并沥干水分；韭菜洗净切末。

❷ 待糙米粥煮好时，加入虾皮再煮5分钟，起锅前加韭菜末及调料搅匀即可。

早泄

早泄是指阴茎在接触女性生殖器而未插入阴道前就发生射精，阴茎虽然能勃起，但是射精过早、过快，阴茎随即萎软而不能继续性交的现象。中医根据早泄发病原因的不同将早泄分为阴虚火旺型、肾气不固型及器质病变型等类型，并针对不同类型的早泄，提出不同的饮食宜忌方案。

相关症状表现

[阴虚火旺型]

⊙ 手足心热；阴茎易勃起

⊙ 对性交渴求但性交时间有限；失眠；腰膝酸软；精神不振

[肾气不固型]

⊙ 体质虚弱；怕冷；阴茎不易勃起或勃起不坚；尿多

⊙ 小便清长；精神不振 ；耳聋耳鸣

[器质病变型]

⊙ 患有尿道炎；前列腺炎

⊙ 包皮系带过短

宜吃食物推荐

◎阴虚火旺型早泄患者宜吃：山药、芡实、樱桃、燕窝、枸杞子、核桃、黑芝麻等食物。

◎肾气不固型早泄患者宜吃：莲子、鸡肉、海参、泥鳅等食物。

◎器质病变型早泄患者宜吃：白果、羊肉、何首乌、鹿茸等食物。并应及早就医。

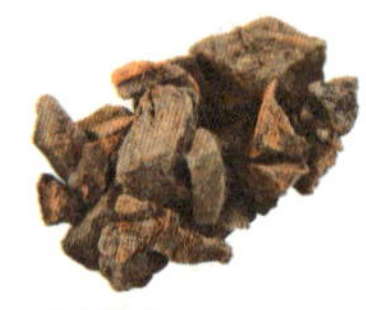

● 何首乌

鸡肉	◎滋补精血。 ◎益精填髓。 ◎改善肾精亏虚。
何首乌	◎可改善精血亏虚的症状。 ◎补肝益肾。

忌吃食物提醒

◎阴虚火旺型早泄患者忌吃：羊肉、雀肉、牛鞭、辣椒、胡椒、虾、油炸食物等。

◎肾气不固型早泄患者忌吃：茭白、绿豆、柿子、鸭肉等食物。

◎器质病变型早泄患者忌吃：葱、蒜、姜、洋葱、茴香等食物。

[虾]

◎多食容易加重早泄症状。

[茭白]

◎其性滑而利，特别不适宜早泄患者食用。

宜知的饮食原则

◎不同类型的早泄要辨证食用不同功效的食物。阴虚火旺型宜食用滋阴清热类食物，肾气不固型宜食用固精补肾类食物，器质病变型宜食用有助于缓解所患疾病的食物。

◎应注意酶的补充。酶是一种在体内具有催化作用的特殊蛋白质，能促进人体的新陈代谢，对健康有益。如果体内缺乏酶，可能会导致性功能减退。含酶丰富的食物有西红柿、胡萝卜、枸杞子等，各类型早泄患者均可食用。

◎在日常饮食中应合理调配有温肾壮阳作用的药膳，以保证肾精的充足，可多食用壮阳益精类食物。

忌走进的饮食陷阱

◎肾虚不固者，忌食性属寒冷、生冷滑利的食物。

◎严禁酗酒。

对症补充营养素

早泄患者不可不补的两种营养素

蛋白质：蛋白质含有人体活动所必需的多种氨基酸，是构成性器官、生殖细胞必需的营养成分，早泄患者应该适当摄取。

脂肪：脂肪中也含有精子生成所必需的一些脂肪酸，一旦缺乏这些脂肪酸，精子的生成将受到一定的限制，从而引发性欲下降。

对症膳食推荐

核桃芝麻粥

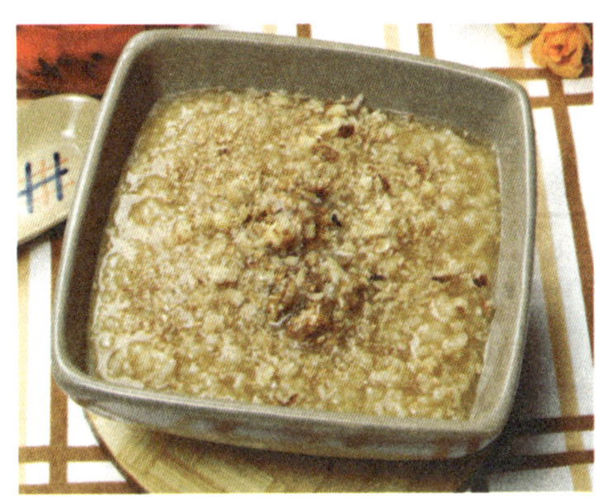

材料 核桃仁适量，黑芝麻粉2大匙，糯米50克。

做法

1. 将糯米洗净，在清水中浸泡1小时备用。
2. 将核桃仁切小块备用。
3. 深锅内放入核桃仁、黑芝麻粉、糯米和5杯水，一起煮开。
4. 最后改成小火，煮至粥稠，出锅即可。

治疗早泄的小偏方

材料：生南瓜子。

用法：每次食10～15克，每日2次，早晚各1次。适合肾气不固型早泄者食用。

精液异常症

当前列腺或精囊腺发生炎症时，蛋白水解酶缺乏或遭到破坏，就会让精液或精子出现异常，这也是导致不育的主要原因之一。此外，肾之虚损也是精液异常的主要原因，精液异常的患者可以通过多食壮阳食物来配合治疗。

相关症状表现

⊙ 精液增多或精液减少
⊙ 血精
⊙ 精液不液化

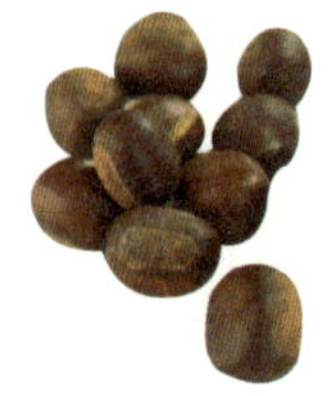

● 栗子

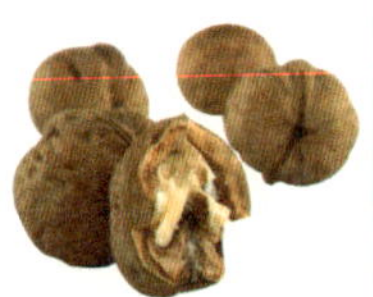

● 核桃

宜吃食物推荐

◎**精液异常症患者宜吃：**蜂王浆、银耳、栗子、松子、燕窝、核桃、羊腰等食物。

羊腰	◎益肾补精、生精益血、维持性功能。
核桃	◎养血补气、补肾填精。 ◎改善精液质量。

忌吃食物提醒

◎**精液异常症患者忌吃：**绿豆、莴笋、芹菜、薄荷、牡蛎、菊花、决明子等性寒之物及胡椒、洋葱、大蒜、辣椒、茴香、花椒、芥末等辛辣刺激性食品。

[辣 椒]

◎为辛辣之物，具有强烈刺激性，易诱发或加重精液异常症状。

[芹 菜]

◎抑制睾丸活性，降低精子的成活率，减少精子数量。

宜知的饮食原则

◎精液异常症患者宜多吃常吃有补肾生精作用的食品。

◎多吃富含精氨酸的食物，因为精氨酸是精子形成的必需成分。

忌走进的饮食陷阱

◎忌吃受污染的蔬菜水果。

◎忌吃辛辣刺激性食品。

妇科疾病

阴道炎

所谓的阴道炎是指阴道黏膜及黏膜下结缔组织的炎症，是妇科门诊中常见的病症。一旦阴道黏膜变薄，上皮细胞内糖原含量减少，阴道内的酸碱平衡遭到破坏，就容易引发阴道炎。通过饮食调节人体内的酸碱度，补充必须营养素，可以有效缓解阴道炎的症状。

相关症状表现

- 白带的性状发生改变
- 外阴瘙痒、灼痛
- 尿痛
- 尿急

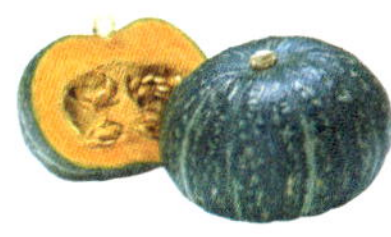
南瓜

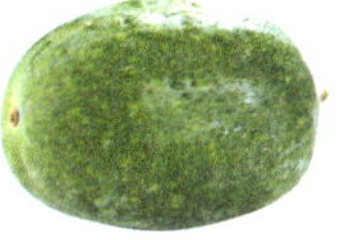
冬瓜

宜吃食物推荐

◎阴道炎患者宜吃：南瓜、芥菜、菠菜、芹菜、山药、西蓝花、冬瓜、胡萝卜、番茄、香蕉、草莓、葡萄、木瓜、西瓜、小麦、高粱、大蒜、蜂蜜、豆腐、牛奶、酸奶等食物。

酸奶	◎保持肠道菌群的平衡。 ◎提高身体的免疫力。
胡萝卜	◎抗菌、解毒。 ◎提高免疫力。

忌吃食物提醒

◎阴道炎患者忌吃：虾、螃蟹、贝类、辣椒、咖啡、含乙醇的食物。

[辣 椒]

◎属辛热刺激性食物，容易诱发阴道瘙痒。

宜知的饮食原则

◎均衡摄取各种营养，多吃富含维生素C的蔬菜和水果。

◎多喝水。

忌走进的饮食陷阱

◎少吃甜的东西。

◎少吃辛辣刺激的食物。

◎限制油炸食物的摄入量。这类食物不易消化，易引发便秘，加重体内毒素沉积，为细菌滋生提供环境，进而延缓阴道炎的康复，甚至会加重病情。

月经不调

月经是女性特有的生理现象，指有规律的、周期性的子宫出血。月经不调是指与月经有关的多种疾病，包括月经的周期、经期长短、经量、经色、经质的改变或伴随月经周期前后出现的某些症状。中医认为，月经不调患者可以通过饮食加以调理。

相关症状表现

⊙ 月经周期提前或推后7天以上
⊙ 月经量少或点滴即净
⊙ 月经量多、淋漓不尽或行经日数超过8天
⊙ 腰膝酸软
⊙ 腹痛
⊙ 腹部有下坠感

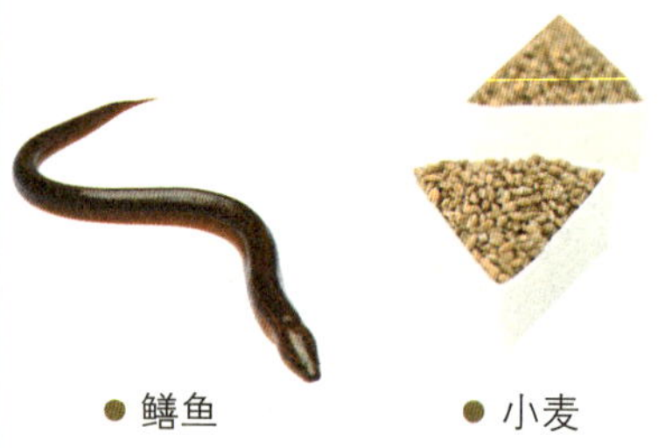
● 鳝鱼 ● 小麦

宜吃食物推荐

◎月经不调患者宜吃：百合、荸荠、黄花菜、黑木耳、豆腐、银耳、莲子、粳米、小麦、绿豆、大枣、桑葚、蜂蜜、山楂、橘子、苹果、佛手、豆芽、猪肝、香橼、生姜、鳝鱼等食物。

小麦	◎调理内分泌，促进性激素分泌。 ◎可补充因损失血液而流失的部分营养
苹果	◎改善月经周期紊乱。 ◎提供充足的维生素、水分。 ◎保护卵巢。

忌吃食物提醒

◎月经不调患者忌吃：辣椒、胡椒、葱、蒜、鸭、鹅、螃蟹、河蚌、田螺、黄瓜、冬瓜、菠菜、苋菜、萝卜、冷饮等食物。

[冷饮]

◎为寒凉之物，易加重病情。

[螃蟹]

◎为寒凉之物，多食容易加重痛经的症状。

宜知的饮食原则

◎合理补充营养，食用维生素E类食品。

◎可适当饮酒。酒类有温阳通脉、行气散寒的功效，适当喝些米酒、曲酒或酒酿等，可起散瘀缓痛的作用，对缓解痛经有利。

◎宜多吃新鲜蔬菜和水果。这类食物中含有丰富的维生素和膳食纤维。

◎玫瑰茶对女性生理功能有很好的调理作用，大约5克的玫瑰花即可冲泡一壶浓香的玫瑰茶，平时多饮用，可以缓解生理期的不适感。

◎宜饮食清淡。月经期女性常伴有疲倦感，且消化功能减削，食欲欠佳。为满足营养需求，茶饭应以清淡、易于消化吸收为佳。刺激性食物易造成经血过多。

忌走进的饮食陷阱

◎碳酸饮料不宜多喝，否则容易造成情绪不定。

◎忌食生冷性食物。中医认为，月经不调患者不宜食用生冷食物，宜食用温热食物。因为血得热则行，得寒则滞。月经期如食生冷食物，一则伤脾胃碍消化；二则易生内寒，可使血液运营不畅，造成经血过少，甚至痛经。即使是在烈日炎炎的夏天，经期前后也不宜食用冷饮。

对症补充营养素

补铁——经期女性不可不重视的问题

据调查研究发现，女性月经期平均每次失血量为30～50毫升，每毫升含铁0.5毫克，也就是说每次月经要失去15～25毫克铁。而铁是人体造血元素之一，它不仅参与血红蛋白的合成，而且在免疫、智力、衰老、能量代谢等方面都起着重要作用。因此，月经期进补含铁丰富且易于消化吸收的食物是十分必要的，如动物肝脏、动物血、瘦肉、蛋黄等都含有丰富的铁。值得注意的是，专家不建议经期女性服用补铁制剂。

对症膳食推荐

大枣山药粥

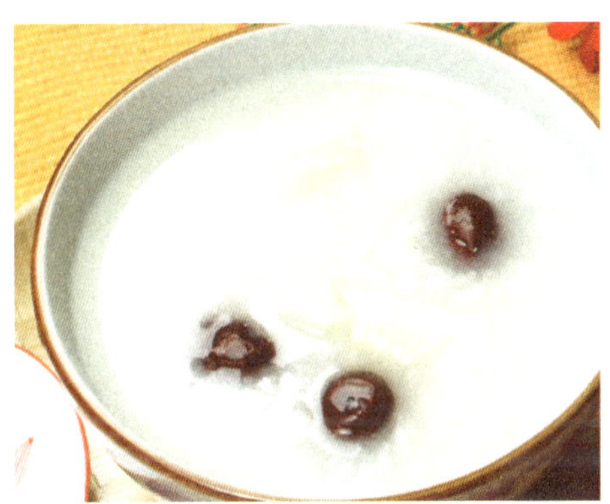

材料 大枣12颗，山药少许，糯米50克。

调料 糖或盐适量。

做法

❶ 糯米洗净泡水；大枣用水冲洗；山药洗净，去皮切丁。

❷ 深锅内放入糯米、大枣及5杯水，用大火煮开。

❸ 改小火煮，加入山药丁煮至浓稠，依个人口味喜好加入糖或者盐调味即可。

更年期综合征

更年期是人由成年期向老年期的过渡阶段，在这一阶段，女性内分泌系统逐渐衰退，生殖功能开始减弱，女性第二性征逐渐退化，生殖器官慢慢萎缩，最后丧失生育功能。大部分女性会逐渐适应这一生理阶段，在适应过程中可通过饮食宜忌加以调理。

相关症状表现

⊙ 阵发性燥热

⊙ 出汗；头晕

⊙ 头痛；疲乏

⊙ 注意力不集中

⊙ 易激动；紧张；情绪不稳

⊙ 乳房萎缩

⊙ 失眠；健忘；抑郁；多疑

⊙ 耳鸣

⊙ 骨质疏松；骨骼关节痛

⊙ 皮肤松弛

宜吃食物推荐

◎更年期综合征患者宜吃：河鱼、蛤蜊、猪肾、猪心、猪肝、蜂王浆、芝麻、何首乌、海参、西洋参、沙参、燕窝、当归、枸杞子、莲子、牡蛎、鸭肉、莲藕、黄瓜、丝瓜、绿豆、荷叶、番茄等食物。

● 莲藕

枸杞子	◎滋阴补肾、补气补血。 ◎延缓衰老、对调节机体免疫功能有益。
燕窝	◎调理内分泌。 ◎促进新陈代谢。
鸭肉	◎滋阴补血、益气利水。

忌吃食物提醒

◎更年期综合征患者忌吃：芥末、榨菜、葱、蒜、花椒、胡椒、咖啡、蛋黄、鱼子、肥肉、羊脑、辣椒、桂皮等食物。

[桂皮]

◎性热，香燥伤阴，易加重症状。

[辣椒]

◎具有较强的刺激性，容易伤阴动火，加重更年期综合征的症状。

宜知的饮食原则

◎饮食要清淡自然，以新鲜的水果及绿

色蔬菜为主。

◎减少盐的摄入量。更年期女性易患高血压、高血脂等心脑血管疾病，减少盐的摄入量有利于预防更年期综合征的发生及发展。

◎美容、养颜营养素不可少。维生素A、维生素C、维生素E在体内发挥着抗氧化剂的作用，能与自由基结合，具有保护细胞的功能，是非常重要的营养素。

◎可多食用一些有滋补肾经及镇静安神作用的食物。

◎烹调宜用植物油。植物油不仅能促进胆固醇的分解，还含有人体所需的多种不饱和脂肪酸。

忌走进的饮食陷阱

◎不宜食用高糖多脂食物。

◎食欲较差时不宜食用油腻食物，以免加重食欲缺乏的程度。

◎每餐不宜过饱，主食适当限制，最好多吃些粗粮。

对症补充营养素

雌激素对抗更年期综合征有神奇作用

随着年龄的增长，女性的卵巢功能开始下降，到邻近更年期阶段后，卵巢制造的雌激素量开始逐渐减少，一些不适症状也会随之而来。大豆中含有天然植物雌激素，主要包括异黄酮、植物固醇及木酚素等，它们集中在一起后，效用明显，并且非常柔和，不像直接服用雌激素会产生不良反应，能预防更年期的各种症状。因此，专家提醒，进入更年期阶段的女性可多吃些大豆制品。

对症膳食推荐

洋葱炒猪肝

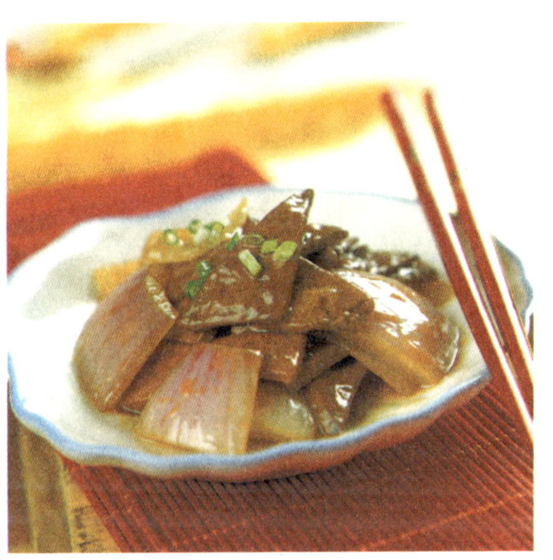

材料 猪肝、洋葱块各250克，姜末适量，葱末少许。

调料 酱油、盐、味精、料酒、淀粉、水淀粉、香油各适量。

做法

❶ 猪肝切片，加盐、味精和料酒调味，再加淀粉拌匀，热油锅中，滑散滑透，盛出。

❷ 另起油锅烧热，姜末炝锅，放洋葱块、盐、味精和酱油略炒，再加猪肝片速炒，用水淀粉勾芡，淋香油，撒入葱末即可。

盆腔炎

盆腔炎是指女性盆腔生殖器官及其周围的结缔组织、盆腔腹膜所发生的炎症。盆腔炎主要包括子宫炎、输卵管炎、卵巢炎、盆腔结缔组织炎及盆腔腹膜炎等，可一处或几处同时发病，是常见的妇科病之一。盆腔炎患者可通过饮食宜忌加以调理和治疗。

相关症状表现

⊙ 腹泻
⊙ 腹痛
⊙ 尿频、尿急
⊙ 尿痛
⊙ 反射性腰痛
⊙ 易疲劳

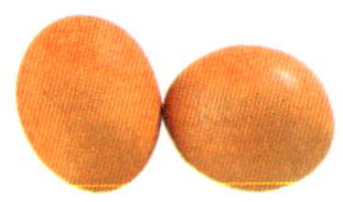

● 鸡蛋

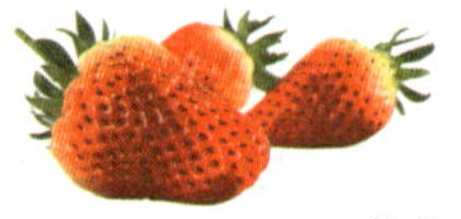

● 草莓

宜吃食物推荐

◎盆腔炎患者宜吃：小白菜、西蓝花、菠菜、芹菜、黄瓜、苹果、草莓、核桃、柿子、柚子、葡萄、西瓜、鸡肉、瘦猪肉、牛奶、鸡蛋等食物。

核桃	◎健脾化湿、补肾止带。 ◎富含蛋白质。
苹果	◎强健人体免疫系统。 ◎生津润燥。

忌吃食物提醒

◎盆腔炎患者忌吃：桂圆、荔枝、菠萝、橘子、羊肉、公鸡、鸭肉、鹅肉、辣椒、鹿角胶等食物。

[鹿角胶]

◎性热，容易上火，加重病情。

[辣 椒]

◎刺激炎症病灶，造成盆腔炎加重。

宜知的饮食原则

◎盆腔炎患者要注意饮食调理，要加强营养。发热期间宜食清淡、易消化的食物，远离刺激性的食物，多吃蔬果。

◎盆腔炎容易导致身体发热，所以要注意多喝水。

忌走进的饮食陷阱

◎忌食辛辣刺激的食物及饮料，以防炎症扩散或加重。

◎忌食甜腻厚味食物。

宫颈炎

宫颈炎，即子宫颈炎，是指女性因分娩、流产或手术引起的子宫颈裂伤或外翻，受到病原菌的侵袭所致的妇科疾病。宫颈炎是已婚女性的常见疾病之一。预防和治疗宫颈炎，除了注意个人卫生，还要注意饮食上的宜忌，以便尽快恢复健康。

相关症状表现

⊙ 白带多且呈乳白色

⊙ 白带呈黏液状或白带中夹有血丝

⊙ 性交出血

⊙ 外阴瘙痒、有灼热感

⊙ 腰骶部疼痛

⊙ 尿急、尿频、尿痛

⊙ 盆腔有沉重感

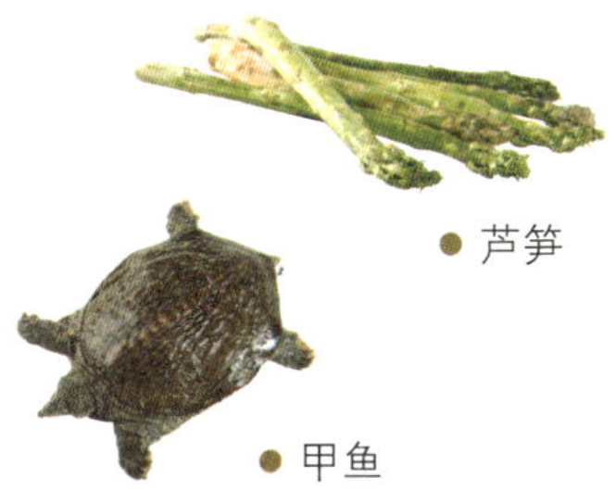

宜吃食物推荐

◎**宫颈炎患者宜吃：**青菜、芹菜、菠菜、黄瓜、苦瓜、芦笋、白菜、香菇、菠萝、苹果、西瓜、香蕉、葡萄、梨、椰子、海带、紫菜、豆腐、豆芽、绿茶、甲鱼、牛奶等食物。

黄瓜	◎解毒、清热利湿止带。
芦笋	◎抗菌消炎、化湿止带、生津利水。

忌吃食物提醒

◎**宫颈炎患者忌吃：**生鱼片、虾、螃蟹、鳗鱼、咸鱼、黑鱼、大枣、阿胶、辣椒、葱等食物。

[葱]

◎具有刺激性，会引起炎症加剧。

[螃蟹]

◎为发物，多食容易导致病情反复。

宜知的饮食原则

◎饮食宜高蛋白、低脂肪。

◎饮食要以清淡为主。

◎要均衡饮食，多吃新鲜的蔬菜和水果，多吃维生素含量高的食物。

忌走进的饮食陷阱

◎忌吃刺激性食物。

◎远离生冷和油腻的食物。

◎不要喝酒。

子宫肌瘤

子宫肌瘤又被称为子宫平滑肌瘤，是女性生殖器最常见的一种良性肿瘤。临床上以多发性子宫肌瘤最为常见，好发于卵巢功能较旺盛的30～50岁女性，任何病都有一定的饮食禁忌，关注饮食能使疾病的治疗达到事半功倍的效果。

相关症状表现

⊙ 阴道出血

⊙ 痛经

⊙ 下腹肿块

⊙ 腹痛

⊙ 子宫收缩异常

⊙ 下腹坠胀、疼痛

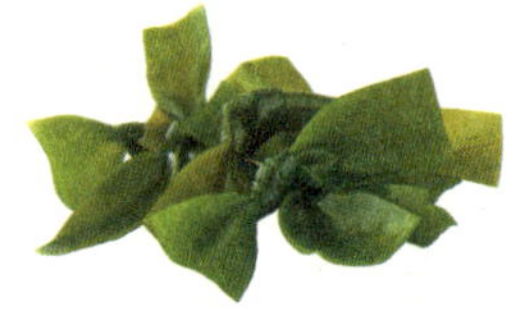

● 海带

宜吃食物推荐

◎子宫肌瘤患者宜吃：白菜、芦笋、芹菜、黄瓜、冬瓜、胡萝卜、黑豆、海带、紫菜、香菇等食物。

海带	◎富含碘。 ◎清热利湿，软坚散结，对预防子宫肌瘤有益。

忌吃食物提醒

◎子宫肌瘤患者忌吃：羊肉、虾、螃蟹、鳗鱼、咸鱼、黑鱼、辣椒、花椒等食物。

［黑鱼］

◎为发物，容易加剧或导致子宫肌瘤复发。

［螃蟹］

◎容易造成子宫过度收缩。

◎加重盆腔充血、炎症。

宜知的饮食原则

◎坚持低脂肪饮食。

◎多吃五谷杂粮和干果类食物。

◎坚持低油的饮食原则，多以水煮、汆烫、凉拌的方式处理食材，食用油尽量选择葵花子油、小麦胚芽油等植物油。

忌走进的饮食陷阱

◎忌暴饮暴食。

◎忌过多食用含糖量高的食物。

◎忌食刺激性食物及饮料。

◎忌食凝血性和含激素成分的食品。

闭经

闭经又称经闭，多由先天不足、体弱多病，或肾气不足、精血亏损，或脾虚生化不足、情志失调、精神过度紧张所致。胖人多因多痰多湿，痰湿阻滞经脉而成为闭经的多发人群。更年期女性一般于45～55岁闭经属正常现象。除更年期后正常闭经，其他闭经患者都应及时诊治，并在饮食上加以调理。

相关症状表现

⊙ 乳房萎缩

⊙ 浑身乏力

⊙ 厌食

⊙ 皮肤苍白

⊙ 反应迟钝

⊙ 头痛

⊙ 脂肪过多

⊙ 恶心呕吐

⊙ 腹痛

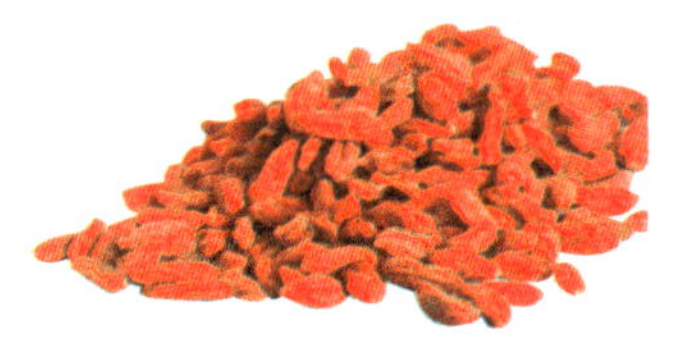

● 枸杞子

宜吃食物推荐

◎闭经患者宜吃：乌骨鸡、羊肉、猪肝、猪血、黑木耳、山药、大枣、山楂、桂圆、桃仁、玫瑰花、枸杞子等食物。

桂圆	◎健脾养血、活血通经。 ◎适于气血虚弱型闭经。
大枣	◎和血悦色、滋补肝肾、活血通络。

忌吃食物提醒

◎闭经患者忌吃：巧克力、糖果、甜点心、各种冷饮、梨、香蕉、柿子、柠檬、西瓜、米醋、石榴、青梅、杨梅、酸枣、李子等食物。

[柿子]

◎寒性食物使经血闭而不行，加重闭经。

[巧克力]

◎多食容易造成肥胖，影响精血生成，使精血缺乏，加重闭经。

宜知的饮食原则

◎饮食宜清淡、易于消化，多食具有活血通经作用的食物。

◎体虚的闭经患者，宜多食具有滋补作用的食物。

◎改变饮食习惯，加强营养的全面供给。

忌走进的饮食陷阱

◎应忌食辛辣刺激、燥热食物。

◎忌食生冷食物。

痛 经

痛经是指女性在经期前后或行经期间，出现下腹部痉挛性疼痛，并伴有全身不适，严重者还会影响日常生活。引起痛经的原因有遗传、子宫发育不良、内分泌失调、盆腔炎等。经常出现痛经的女性，在药物治疗的同时辅以饮食疗法，有助于从根本上祛除痛经。

相关症状表现

⊙ 发热

⊙ 晕厥

⊙ 下腹部痉挛性疼痛

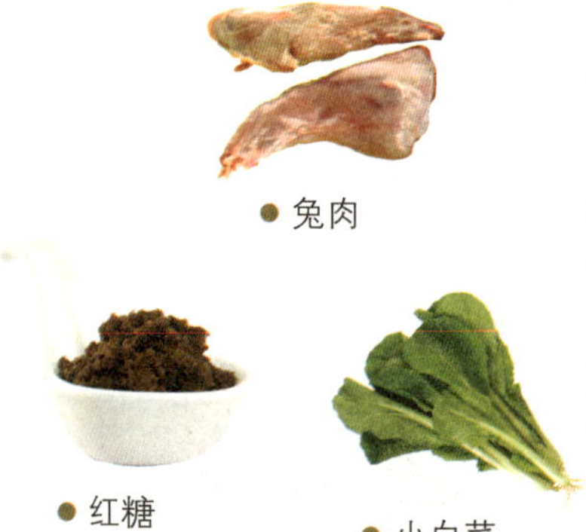

● 兔肉

● 红糖

● 小白菜

宜吃食物推荐

◎痛经患者宜吃：瘦猪肉、鸡肉、兔肉、鸡蛋、红糖、小白菜、豆芽、豆腐、豆制品等食物。

红糖	◎活血化瘀、散寒止痛。 ◎富含铁，补充流失的血液。
瘦猪肉	◎舒缓血瘀结块。 ◎促进血液循环。 ◎补养肾脏，缓解疼痛。

忌吃食物提醒

◎痛经患者忌吃：冷饮、咖啡、浓茶、冰棍、梨、石榴、青梅、杨梅、阳桃、樱桃、杧果、杏子、李子、柠檬、橘子、橄榄、桑葚等食物。

[梨]

◎收敛、固涩。

◎属寒性水果，会加重痛经及腹部不适症状。

[咖啡]

◎造成女性经期精神紧张，加重月经疼痛感。

宜知的饮食原则

◎宜多吃含膳食纤维丰富的食物，以减轻便秘症状，如此也可以避免诱发痛经。

忌走进的饮食陷阱

◎忌吃生冷性食物。

◎忌吃得过饱。

子宫脱垂

子宫脱垂是指子宫从正常位置沿阴道下降到宫颈外口达坐骨棘水平以下，甚至子宫全部脱出于阴道口以外。子宫脱垂常合并有阴道前壁和后壁膨出。子宫脱垂患者需及时到医院就诊，并配合科学饮食，才能尽快康复。

相关症状表现

⊙ 腹胀
⊙ 腹痛
⊙ 痛经
⊙ 闭经
⊙ 不孕
⊙ 腰酸
⊙ 自觉腹部下坠

宜吃食物推荐

◎子宫脱垂患者宜吃：番茄、圆白菜、油菜、柑橘、荔枝、桂圆、大枣、莲子、芡实、薏米、黑芝麻、山药、母鸡、鸡蛋、瘦肉、猪肝、鲤鱼、海参、猪腰、猪大肠等食物。

猪腰	◎补肾益气。 ◎促进子宫收缩、复位。
圆白菜	◎促进肠蠕动，缓解便秘。 ◎通便生津。

忌吃食物提醒

◎子宫脱垂患者忌吃：辣椒、胡椒、咖喱、芥末、大豆及其制品、各种冷饮、冰镇食物、西瓜、橙子、荸荠、柿子、黑枣、沉香等食物。

[沉 香]
◎会降气，加重子宫脱垂的症状。

[大豆及其制品]
◎容易产生胀气，加重子宫脱垂的症状。

宜知的饮食原则

◎宜多食用高蛋白食物。
◎饮食宜多样化，全面补充营养。

忌走进的饮食陷阱

◎忌食寒性下坠的水产品。如蚌肉、田螺等，因为食用此类食物后会损伤脾气，加重中气下陷，子宫收缩乏力，使子宫脱垂难以康复。

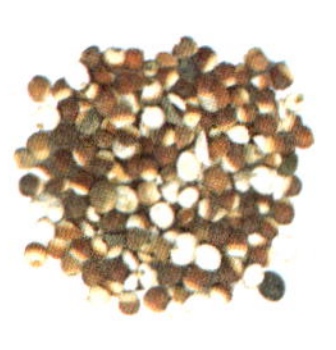
● 芡实

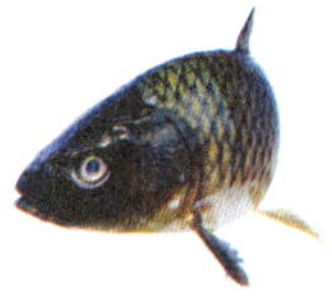
● 鲤鱼

子宫内膜异位症

正常情况下，子宫内膜覆盖于子宫体腔面，如因某种因素，使子宫内膜在身体其他部位生长，即称为子宫内膜异位症。本病易发在30～40岁的女性身上。子宫内膜异位患者可通过食疗来减轻不适。

相关症状表现

⊙ 痛经
⊙ 不孕
⊙ 腹痛
⊙ 尿急
⊙ 尿痛
⊙ 尿频

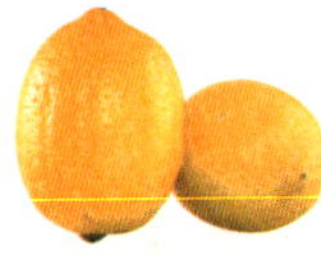
● 柠檬

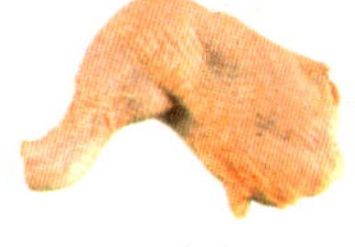
● 鸡肉

宜吃食物推荐

◎子宫内膜异位患者宜吃： 油菜、西蓝花、白菜、芹菜、苹果、草莓、桃、柠檬、大豆、小麦、鸡肉、瘦肉等食物。

鸡肉	◎活血养血、滋阴补虚。 ◎缓解子宫内膜异位引起的腹痛。
西蓝花	◎补充维生素。 ◎增强免疫力。

忌吃食物提醒

◎子宫内膜异位患者忌吃： 田螺、虾、蛤蚌、螃蟹、辣椒、胡椒、咖啡、肥肉等食物。

[田 螺]

◎性凉，容易加重病情，尤其是在行经前后食用。

[肥 肉]

◎过于肥腻，易于滞瘀，从而加重病情。

宜知的饮食原则

◎多食用补虚益气的食品，以恢复子宫内膜异位症患者的体质。

◎多喝水，多吃新鲜蔬菜。

◎增强对蛋白质的摄取，最好以鸡肉、鱼类为主，但是尽量减少牛肉的摄取。

忌走进的饮食陷阱

◎远离刺激性食物。

◎忌酸涩收敛之品。

◎经期前后都不能生吃水果。

不孕症

不孕症是指以育龄期女子婚后或末次妊娠后，夫妇同居两年以上，配偶生殖功能正常，未避孕而不受孕为主要表现的疾病。通过全面的检查找出不孕的原因，是治疗不孕症的关键。与此同时，不孕症还要通过饮食调养身体，这既是辅助治疗不孕症的一种方式，也可以为日后怀孕打下良好的基础。

相关症状表现

⊙ 闭经

⊙ 下腹疼痛

宜吃食物推荐

◎不孕症患者宜吃：豆类、花生、小米、菠菜、莜麦菜、草莓、猕猴桃、牡蛎、牛肉、鸡肝、蛋类、羊排、猪肉等食物。

牛肉	◎牛肉含有充足的铁质。 ◎牛肉所含的锌比植物中的锌更易吸收。
牡蛎	◎富含锌，对促进性器官及性功能发育均有重要调节作用。

忌吃食物提醒

◎不孕症患者忌吃：胡萝卜、咖啡、烤羊肉、冷饮等食物。

[咖 啡]

◎加速钙质流失，易降低髋骨骨密度。

◎影响内分泌平衡，降低受孕的概率。

[胡萝卜]

◎多食胡萝卜会影响类固醇物质的合成，进而影响体内激素分泌，严重的甚至会造成不孕。

宜知的饮食原则

◎**全面补充营养**。营养不均衡是女性患上不孕症的原因之一。

忌走进的饮食陷阱

◎高脂肪食物容易造成女性经期紊乱、排卵不规律，不孕症患者忌食。

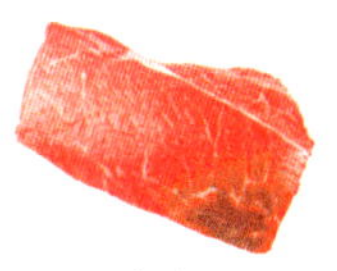

● 牛肉

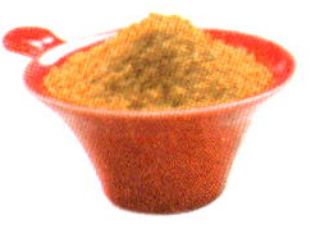

● 小米

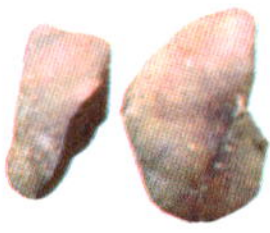

● 鸡肝

儿科疾病

小儿遗尿症

所谓的小儿遗尿症，也就是人们常说的小儿尿床，通常指小儿在熟睡时不自主地排尿，一般儿童至4岁时仅20%有遗尿问题，10岁时5%有遗尿发生，少数儿童遗尿症状持续到成年期。小儿遗尿可能与遗传因素、精神因素及泌尿系统疾病等有关，也与饮食有一定关联，改变小儿的饮食习惯，可以在一定程度上缓解遗尿症状。

相关症状表现

⊙ 夜间尿床
⊙ 日间常有尿频、尿急情况
⊙ 排尿困难
⊙ 尿流细

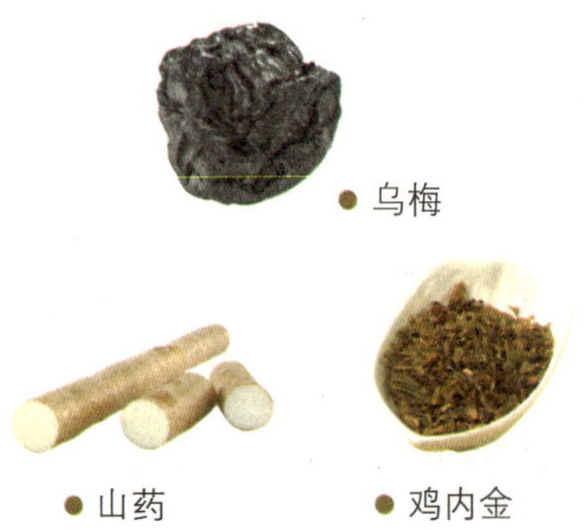
乌梅
山药
鸡内金

宜吃食物推荐

◎小儿遗尿症患者宜吃：山药、莲子、糯米、鸡内金、桂圆肉、韭菜、黑芝麻、乌梅等食物。

鸡内金	◎运脾消食。 ◎增强膀胱的固摄力。 ◎有助于统摄下焦气化。
乌梅	◎除烦清热、收敛止遗。 ◎可以有效降低遗尿频率。
韭菜	◎补脾养胃，补肾涩精。用于脾虚食少，遗尿。

忌吃食物提醒

◎小儿遗尿症患者忌吃：鲤鱼、冬瓜、西瓜、玉米等食物。

[玉米]

◎利尿作用明显，会加剧小儿遗尿的症状。

[鲤鱼]

◎有滑利下趋的作用，食用后容易增加小儿小便的次数。

宜知的饮食原则

◎宜均衡地摄取各种维生素和无机盐，如此便可以非常有效地缓解病情，可大大减轻遗尿症患儿的症状。

忌走进的饮食陷阱

◎不能多吃盐、糖，否则容易引起多尿。

婴儿湿疹

婴儿湿疹，俗称“奶癣”，是一种常见的婴幼儿过敏性皮肤炎症，多见于2岁以内的婴幼儿。患儿额部、双颊、颈部会出现皮疹，严重者可泛发全身。饮食不当是引起湿疹的主要因素之一，因此，家长要特别注意患儿饮食，找出和杜绝食物过敏原。

相关症状表现

⊙ 皮肤发红

⊙ 皮肤上出现水疱

⊙ 皮肤上有白色鳞屑及痂皮

⊙ 烦躁不安、夜间哭闹

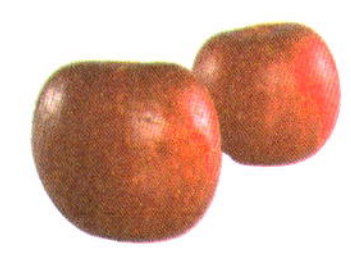

苹果

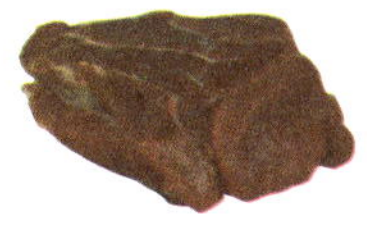

瘦肉

宜吃食物推荐

◎婴儿湿疹患者宜吃：母乳、土豆、鸡肉、香蕉、苹果、胡萝卜、瘦肉等食物。

母乳	◎母乳可增强免疫力。 ◎母乳对湿疹有改善作用。 ◎母乳营养均衡，可补充全面婴儿所需营养。
土豆	◎土豆含维生素B_6，可改善湿疹。

忌吃食物提醒

◎婴儿湿疹患者忌吃：生鱼片、墨鱼、虾、螃蟹、牛奶、芥末、胡椒、咖啡、肥肉等食物。

[虾]

◎虾是发物，食用后容易引起过敏反应。哺乳期的妈妈也要避免进食虾、蟹等发物。

[咖啡]

◎含咖啡因，刺激性较强。

宜知的饮食原则

◎尽量采用母乳喂养宝宝。

忌走进的饮食陷阱

◎已添加辅食的患儿应密切观察宝宝的皮肤反应，避免给宝宝食用易造成症状加重的食物。

小儿麻疹

小儿麻疹是由麻疹病毒感染引起的，易感儿多为6个月到5岁的婴幼儿。患者是唯一传染源，在潜伏期末2～3天至出疹后5天有传染性，主要通过呼吸道飞沫传染，可以分为前驱期、出疹期和恢复期。有效防治小儿麻疹，离不开日常的正确护理和食疗调养。

相关症状表现

⊙咳嗽、鼻塞、流涕、发热

⊙食欲差

⊙流泪

⊙腹泻

⊙直径0.5～1.0毫米的灰白色小点，周围有红晕

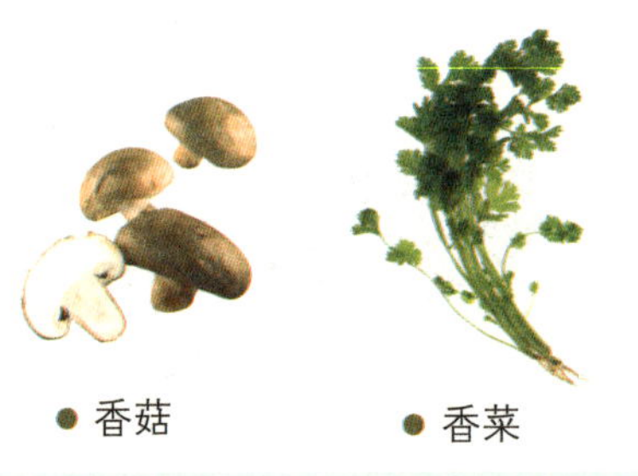

● 香菇　　● 香菜

宜吃食物推荐

◎前驱期小儿麻疹患者宜吃： 香菜、荸荠、香菇、樱桃等食物。

◎出疹期小儿麻疹患者宜吃： 甘蔗汁、荸荠汁、藕粉、赤小豆等食物。

◎恢复期小儿麻疹患者宜吃： 鸭肉、银耳、豆腐、百合、莲子、动物肝脏、胡萝卜、黄瓜、苹果、香蕉等食物。

香菇	◎促进麻疹尽早透发。 ◎化痰透疹。
香菜	◎清热透疹。 ◎改善疹出不畅的状况。 ◎缓解怕冷咳嗽的症状。

忌吃食物提醒

◎各阶段小儿麻疹患者均忌吃： 辣椒、芥末、咖喱、茴香、桂皮、羊肉、鱼、虾、鸡蛋、胡椒、石榴、李子、花椒、洋葱、大蒜、韭菜、油条、炒大豆等食物。

[桂皮]

◎性热，容易助火伤津，加重小儿麻疹的症状。

[羊肉]

◎为发物，容易造成身体燥热。

◎无论在麻疹期还是恢复期都应忌食。

宜知的饮食原则

◎以流质或半流质饮食为宜。

◎注意多饮水。多喝水有助于加速毒物

排泄。

◎如果患儿还没有断奶，妈妈就要多注意自己的饮食，不要食用辛辣、海鲜等食物，也不要食用杧果、菠萝等易过敏水果，以免加重患儿的病情。

◎疹子出齐后，体温开始下降，可以吃少油少渣的半流质食物，然后再改为普通半流质食物或软饭。

◎热量、蛋白质要充足，还要有丰富的维生素和无机盐，注意选择含维生素A或胡萝卜素多的食品（儿童食品），这对预防眼球角膜软化有良好的作用。

忌走进的饮食陷阱

◎忌食辛辣食物，以免影响麻疹的发出。

◎忌食油腻性食物。麻疹患儿多伴有消化功能减弱，应该禁食油腻性食品，以免损伤脾胃之气，不利驱邪外出。

◎忌食酸性食物。麻疹病毒以补泄为顺，而酸性食物有收涩作用，不利疹毒外出。

对症补充营养素

补充维生素A可降低小儿麻疹发生率

据调查研究显示，维生素A具有维持正常生长、生殖、视觉和抗感染的作用，是小儿生长发育必需的营养素。

麻疹患儿普遍存在维生素A缺乏现象，即使在经济发达国家也如此，且患儿体内的维生素A含量与麻疹的严重性及发病率、病死率都密切相关。这说明维生素A可促进麻疹患儿的康复，并可减少并发症的发生。因此，在麻疹的治疗过程中，建议适量补充维生素A。

对症膳食推荐

青菜糊

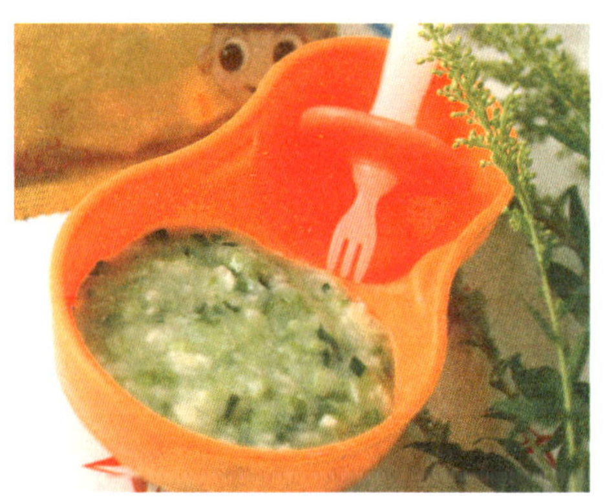

材 料 米粉20克，青菜叶3片。

调 料 高汤适量。

做 法

❶ 米粉用水调好，加高汤，熬煮半小时左右。

❷ 将青菜叶择洗干净，放入沸水锅内煮至变软，捞出，沥干水分，放凉后将其切成碎末，加入煮好的米粉中，搅拌均匀，略煮，出锅装碗即可食用。

小儿水痘

水痘是由水痘带状疱疹病毒所引起的急性传染病，任何年龄均可感染，但以婴幼儿和学龄前儿童发病较多。该病患者是唯一的传染源，自发病前1～2天至水痘结痂为止，均有传染性。小儿出水痘期间，饮食应多加注意，以免加重水痘的症状。

相关症状表现

⊙发热

⊙咽痛

⊙红色斑疹、丘疹及椭圆形疱疹

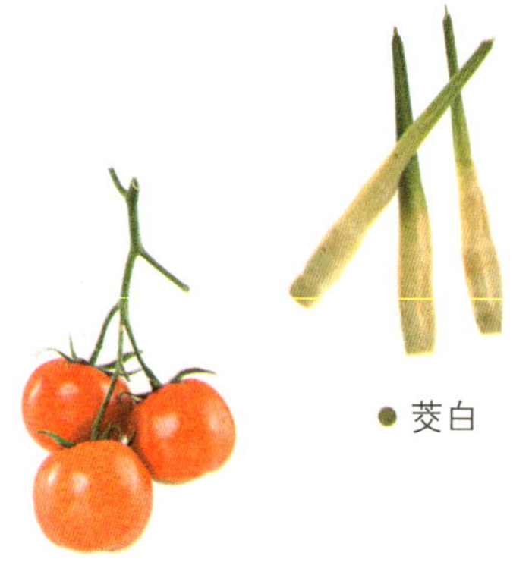

● 茭白

● 番茄

宜吃食物推荐

◎小儿水痘患者宜吃：苋菜、白菜、荠菜、莴笋、茭白、黄瓜、西瓜、豆腐、番茄、竹笋、绿豆、丝瓜、梨、荔枝等食物。

绿豆	◎清热益气、止渴利尿、消炎解毒。
竹笋	◎消炎化瘀、滋阴凉血、清热利尿。

忌吃食物提醒

◎小儿水痘患者忌吃：洋葱、韭菜、生姜、大葱、大蒜、辣椒、香菜、薤白、胡椒、南瓜、带鱼、桂圆肉、梅子、黄鱼、杏子、茴香、芥末、肥肉、猪油、羊肉、鸡蛋、肉桂、鸡肉等食物。

[鸡 蛋]

◎容易引起过敏反应。如果患有水痘的小儿吃了鸡蛋，则容易加重病情，引起瘙痒。如果患儿忍不住抓挠，一旦水痘抓破，还会引起感染，并留下瘢痕。

[鸡 肉]

◎鸡肉对小儿水痘不利，尤其公鸡肉属于发物，切不可吃。

宜知的饮食原则

◎这一时期的饮食应是易消化及营养丰富的流质及半流质饮食。可以饮一些绿豆汤、小麦汤、粥、面片等食物。

◎多饮白开水及饮料。可以利用新鲜果汁提高食欲、促进毒素排出体外。

◎摄入富含维生素的食物可以支持免疫功能，新鲜水果和蔬菜是良好的选择。

◎对于接触过水痘患者的小儿，需严密观察3周，并可口服板蓝根冲剂予以预防。

◎对水痘患儿所使用的餐具、生活用具等，均需及时暴晒或消毒。

忌走进的饮食陷阱

◎**忌吃油腻性食物**。水痘患儿常因发热而出现食欲减退、消化功能不良等情况，如果食用较为油腻的食物，则会加重胃肠的负担，大大影响食欲，进而推迟康复时间，故当忌食。

◎**水痘患者忌用发物**。如患儿食用发物，会使水痘增多、增大，从而延长病程，故疾病初期禁食发物，如虾、蟹等。

◎**忌吃辛辣性食物**。由于辛辣食品刺激性比较强，可助火生痰，使热病更为严重，如辣椒、辣油等，所以也不宜食。

对症补充营养素

维生素B_{12}可帮助水痘患儿尽快康复

水痘是一种自限性疾病，一般预后良好。为此，专家进行了大量的临床实验，结果发现应用维生素B_{12}治疗水痘效果明显，用药2天内全部皮疹干燥结痂者占94.6%。同时，用维生素B_{12}预防水痘，也获得了满意效果。

具体用法须听从医嘱。早期治愈后，有的患儿可因抗体不足而再次感染，但如果发病甚轻，再用维生素B_{12}仍有效。

对症膳食推荐

海带绿豆粥

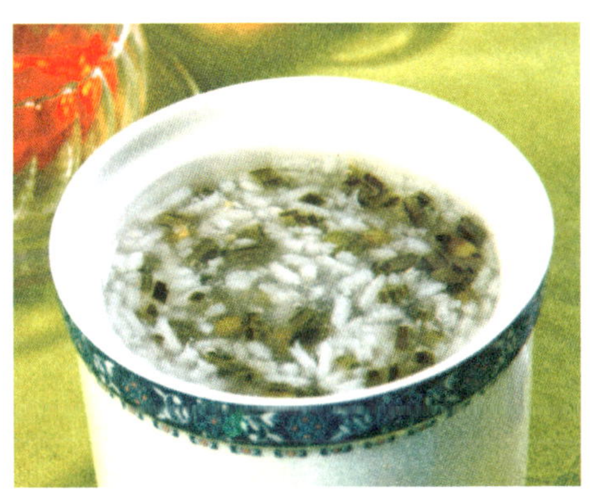

材料 绿豆半杯，泡发海带100克，大米适量。

做法

❶ 将海带洗净；大米淘洗干净，用清水泡一会儿；绿豆洗净。

❷ 将泡发的海带切碎末，备用。

❸ 将海带末、大米、绿豆一同放入锅中，加适量清水煮至绿豆、大米熟烂成粥即可。

百日咳

百日咳是小儿常见的急性呼吸道传染病，百日咳鲍特菌是本病的致病菌。因病程较长，可达数周甚至3个月左右，故有百日咳之称。根据病程的发展，可把百日咳分为前驱期、痉咳期及恢复期，患儿家长可按照病程进展进行辅助食疗。

相关症状表现

[前驱期]

⊙ 发热；咳嗽

⊙ 流涕；喷嚏

[痉咳期]

⊙ 阵发性、痉挛性、咳嗽

[恢复期]

⊙ 阵发性痉挛性咳嗽

⊙ 疲倦体乏

⊙ 食欲缺乏

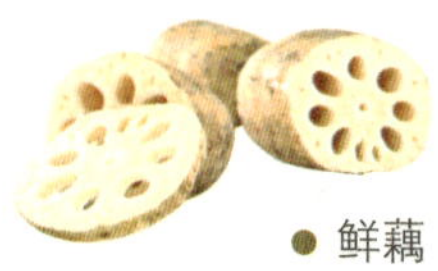

● 鲜藕

宜吃食物推荐

◎各阶段百日咳患儿均宜吃：柿子、无花果、芹菜、荸荠、枇杷、蜂蜜、黄瓜、苋菜、冬瓜、丝瓜、白菜、莴笋、百合、沙参、胖大海、鲜藕、竹笋、银耳、菠菜、豆腐、豆芽、橄榄、胡萝卜、冰糖、白萝卜、梨、苹果、金橘、核桃仁、花生米等食物。

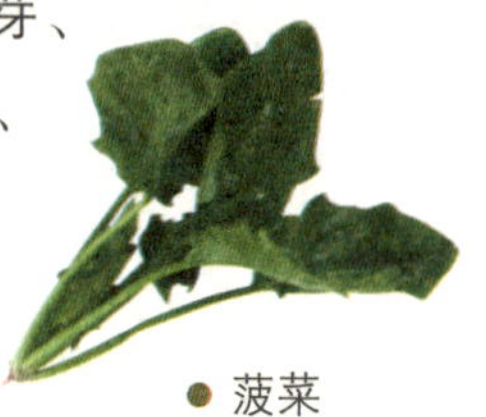

● 菠菜

橄榄	◎止咳化痰、清肺利咽、生津止渴、解毒消积。
冰糖	◎润肺、止咳、化痰。

忌吃食物提醒

◎各阶段百日咳患儿均忌吃：荔枝、果脯、梅子、韭菜、辣椒、洋葱、大葱、生姜、胡椒、花椒、芥末、肉桂、人参、丁香、小茴香、芥菜、香菜、黄芪、肥肉、咸肉、咸蛋、猪油、羊肉、鹅肉、鸡肉、带鱼、黄鱼等食物。

[胡 椒]

◎对器官有刺激作用，会加重炎症。

[带 鱼]

◎易导致过敏反应，使咳嗽加剧。

宜知的饮食原则

◎宜吃新鲜多汁的水果蔬菜。

◎宜选择细、软、烂、易消化吸收且易吞咽的半流质或软食。

◎因病程较长，注意选择高热能、含优质蛋白质、营养丰富的饮食。

忌走进的饮食陷阱

◎忌给患儿食酸味食物。酸味具有收敛的特点，故百日咳患儿忌食。

◎忌给患儿吃辛辣香燥的食品。因为百日咳患儿多呈兴奋状态，食入辛辣刺激之物后，会使咳嗽加剧，痰液增多。

◎忌给患儿吃过于油腻的食物。油腻食物会引起小儿消化功能失调，脾胃受损，从而导致脾虚生痰，使痰量增加。

◎忌给患儿吃煎炸烧烤的食物。

◎忌给患儿食海鲜发物。由于百日咳患儿对海腥、海鲜食物特别敏感，咳嗽期间食用会导致咳嗽加剧。

◎忌给患儿吃生冷食物。生冷食物往往损伤脾胃，导致脾胃运化失调而使机体康复功能减弱，并且使痰量增多。百日咳患儿往往在食入生冷食物后咳嗽加剧。

对症补充营养素

维生素K是治疗百日咳的良药

维生素K是一种常用的止血药，临床上主要用于治疗因维生素K缺乏所引起的各种出血病。近年发现维生素K还具有镇静、镇痛、解痉、平喘、止咳、止泻等作用。经研究，其作用机理可能是能够直接解除支气管平滑肌痉挛及对抗乙酰胆碱、组织胺对平滑肌的兴奋作用，对中枢神经有镇静作用等。而百日咳多为痉挛性咳嗽，故维生素K虽然不能直接作用于病原菌，但它能解痉、镇静，从而缓解咳嗽。

对症膳食推荐

雪梨川贝粳米粥

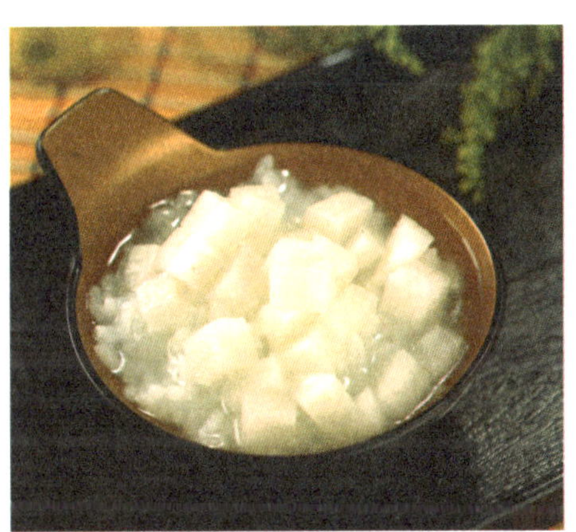

材料 雪梨1个，粳米50克，川贝母12克。

调料 白糖1大匙。

做法

❶ 川贝母洗净，去杂质；雪梨洗净，削皮剔核，切成1厘米见方的小块；粳米淘洗干净。

❷ 把粳米、川贝母、雪梨块放入锅内，加清水500毫升烧沸，加入白糖，用小火再煮40分钟即成。

小儿腹泻

小儿腹泻是儿科常见病之一，多见于2岁之内的婴幼儿。患儿排便次数增多，轻者一天4~6次，重者可达10次以上，大便多呈稀水或蛋花汤样。食物过敏或食物不耐受是小儿腹泻的主要原因。因此，家长要特别注意小儿的饮食细节，避免病从口入。

相关症状表现

⊙ 呕吐

⊙ 大便次数多、性状改变

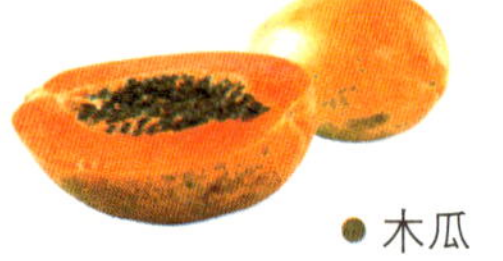

● 木瓜

宜吃食物推荐

◎小儿腹泻患者宜吃：胡萝卜、菠菜、圆白菜、茄子、苹果、香蕉、木瓜、樱桃、龙须面等食物。

胡萝卜	◎含精油，可促进消化，减轻肠胃负担。 ◎含有果胶、木质素等，使用后可起到消炎的作用，吸附肠道细菌和毒素。 ◎健脾消食，行气化滞。

忌吃食物提醒

◎小儿腹泻患者忌吃：牛奶及乳制品、冷饮、巧克力、油腻之品、梨、菠萝、柚子、西瓜、柠檬、大豆、青豆、黑豆等食物。

[牛奶及乳制品]

◎容易导致胀气。

◎过于黏稠，增加肠胃负担。

◎含蛋白质多，不易于消化。

[黑 豆]

◎多食容易导致胀气。

◎膳食纤维、蛋白质含量高，不易消化。

宜知的饮食原则

◎宜食用米饭等五谷类食物。

◎宜选择清蒸、水煮等健康的烹调方式。

忌走进的饮食陷阱

◎无论是母乳还是已经食用辅食的宝宝，都不能吃生冷、辛辣等刺激性食物。

小儿猩红热

猩红热是由乙型A群溶血性链球菌引起的急性呼吸道传染病，以发烧、咽疼、全身有点状红疹为特点。一年四季均可发病，冬春两季发病较多。3～7岁的儿童发病率较高，6个月以内的婴儿很少发病。小儿患了猩红热，除了及时就诊，饮食上也要多加注意。

相关症状表现

⊙ 发热

⊙ 咽痛

⊙ 脸颊发红；口周发白

⊙ 咽峡部红肿

⊙ 全身出现弥漫性充血性鲜红色鸡皮疙瘩样细密的丘疹

⊙ 皮肤有瘙痒感

⊙ 疹退1周后皮肤开始脱皮

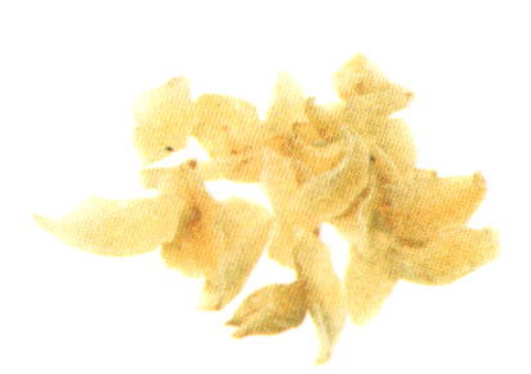

● 百合

宜吃食物推荐

◎**小儿猩红热患者宜吃：**藕粉、莲子、百合、菠菜、芹菜、西红柿、草莓、柑橘等食物。

菠菜	◎含有丰富的维生素和微量元素，可增强人体抵抗力，促进疾病恢复。
藕粉	◎富含优质蛋白，可以为患儿的身体补充足够的能量。 ◎清淡的流质食品，可加速病情恢复。

忌吃食物提醒

◎**小儿猩红热患者忌吃：**辣油、芥末、羊肉、公鸡肉、黑鱼、鲫鱼、虾、蟹、香菜、南瓜、红薯、桂圆、荔枝、大枣、葡萄干、橘子等食物。

[桂 圆]

◎性热，易刺激咽喉部，导致病情加重。

[羊 肉]

◎容易助火，易使发热加剧。

宜知的饮食原则

◎宜补充足量水分，以弥补体液的消耗，并加速毒素的排泄。

◎饮食宜细软、烂、少膳食纤维。

忌走进的饮食陷阱

◎忌吃固体食物。患猩红热的患儿多半会咽喉肿痛，固体食物会加重疼痛。

◎忌给患儿吃助火的辛辣之物。

小儿疰夏

小儿疰夏又称注夏或苦夏，是小儿发于夏季的季节性疾病。引起疰夏的病因有两点，其一为小儿体质娇嫩、元气不足，不能耐受夏季暑湿之气熏蒸所致；其二为暑湿困阻中焦，致脾胃失调而成。在饮食上加以调理，有助于缓解和治疗小儿疰夏。

相关症状表现

⊙ 全身疲困倦怠
⊙ 眩晕心烦
⊙ 多汗纳呆
⊙ 持续低烧

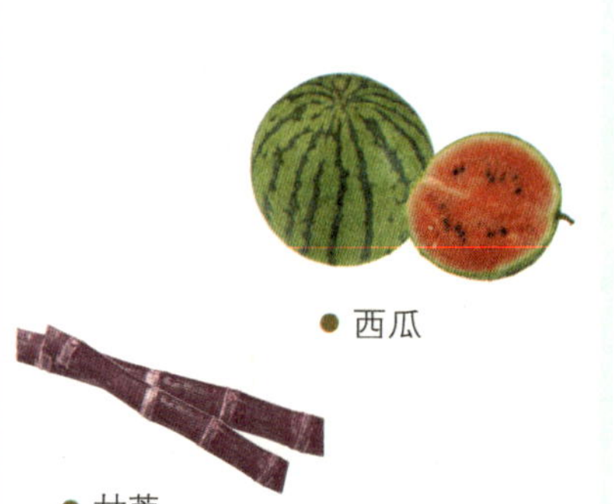
● 西瓜
● 甘蔗

宜吃食物推荐

◎小儿疰夏患者宜吃：芹菜、百合、苹果、荷花、鲜藕、甘蔗、黄瓜、绿豆、丝瓜、冬瓜、梨、西瓜、番茄等食物。

甘蔗	◎生津润燥、清热解毒、除烦止渴。
鲜藕	◎健脾利湿、益气养阴、清暑泄热。

忌吃食物提醒

◎小儿疰夏患者忌吃：洋葱、辣椒、芥末、葱、生姜、大蒜、花椒、茴香、荔枝、桂圆、大枣、桃、樱桃、丁香、胡椒、桂皮、虾、咸肉、羊肉等食物。

[胡 椒]

◎性热，容易加重病情。

[丁 香]

◎容易助火，小儿食用后易使病情加剧。

宜知的饮食原则

◎多食酸性食物，可以有效防治小儿疰夏。

◎宝宝的日常饮食应清淡，少吃油腻食物。

◎宜吃容易消化的多汁多水饮食。

忌走进的饮食陷阱

◎忌吃煎、炸、炒、爆、熏、烤等易导致上火的食品。

◎忌吃过咸的食品。

代谢和免疫系统疾病

水 肿

过多的体液在组织间隙或体腔中积聚称为水肿。水肿是临床上的一种常见疾病，是全身气化功能障碍的一种表现，与肺、脾、肾等脏腑有密切关系。各个年龄段都会发生此病，但只要注意饮食，就可预防和缓解症状。

相关症状表现

⊙ 眼睑颜面或足踝部浮肿

⊙ 腹水

⊙ 乏力、怕冷

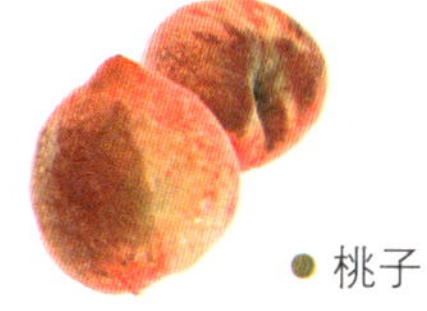

桃子

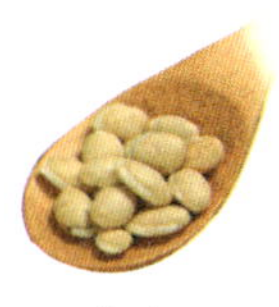

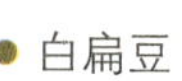

白扁豆

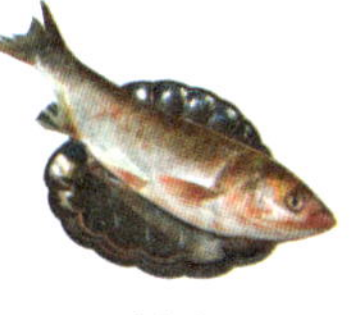

鲢鱼

宜吃食物推荐

◎水肿患者宜吃：黄瓜、芹菜、冬瓜、黑豆、绿豆、西瓜皮、桃子、竹笋、荠菜、荸荠、山药、白扁豆、桃子、泥鳅、鲢鱼、鲤鱼等食物。

桃子	◎利尿、消肿。
泥鳅	◎补中气、祛湿邪。

忌吃食物提醒

◎水肿患者忌吃：咸肉、咸板鸭、咸鱼、咸鸭蛋、海鱼、虾、螃蟹、猪头肉、牛肉、鹅肉、咸菜、雪里蕻等食物。

[咸鱼]

◎富含盐分，会导致水钠潴留。

[牛肉]

◎不易消化，对改善水肿不利。

宜知的饮食原则

◎宜食健脾利水、益气消肿的食品。

◎营养不良性水肿，或血浆蛋白偏低所致的水肿，宜吃高蛋白营养饮食。

忌走进的饮食陷阱

◎水肿患者忌食性寒滋腻、海鲜发物和辛辣刺激性食物。

◎水肿患者忌食一切补品、补药及容易上火的食物。

高血脂

高血脂医学上称为高脂血症，是现代都市常见病之一。人体血液中的胆固醇含量增高或甘油三酯的含量增高或两者皆增高的症状，称为高脂血症，即高血脂。高血脂多由过食肥腻食物、生活无规律、缺乏锻炼所致，而遗传与环境也是导致高血脂的病因。

相关症状表现

⊙ 在通常情况下，多数患者并无明显症状和异常体征

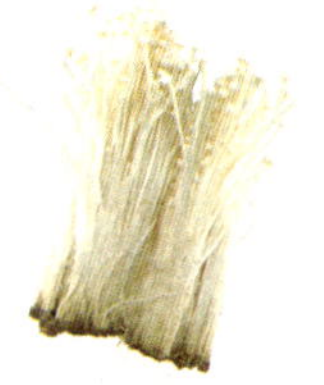
金针菇

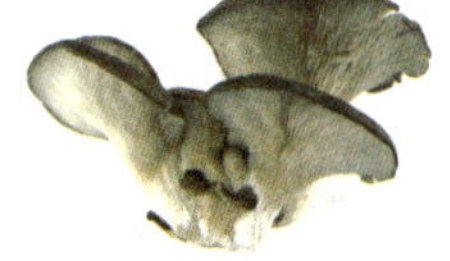
平菇

宜吃食物推荐

◎高血脂患者宜吃： 洋葱、豌豆苗、青蒜、小麦、大米、绿豆、燕麦、粗面粉、苦荞麦、粳米、玉米、香菇、平菇、金针菇、黑木耳、银耳、猴头菇、绿茶、酸奶、脱脂牛奶、兔肉、鲑鱼、海带等食物。

洋葱

豌豆苗	◎含有丰富的营养元素，可降血脂。
兔肉	◎兔肉是高蛋白、低脂肪、低胆固醇食品，适合高血脂患者食用。
酸奶	◎可调节血脂，改善高血脂症状。

忌吃食物提醒

◎高血脂患者忌吃： 提子、哈密瓜、西瓜、甜瓜、香瓜、动物内脏、羊肉、鱼子、牛髓、猪脑、肥肉、花生、冷饮等食物。

[牛髓]

◎含有过多脂肪，不适合高血脂患者食用。

[猪脑]

◎含有大量的胆固醇，不适宜高血脂患者食用。

宜知的饮食原则

◎可多吃含蛋白质及清淡、易消化的食物。

◎可多吃富含牛磺酸的食物，如海带、紫菜等。

◎可多吃含膳食纤维多的蔬菜。

◎控制饭量、限制甜食。这点对高血脂患者尤其重要。因为包括甜食在内的糖类多可在体内转化成甘油三酯，使血中甘油三酯的浓度增高。

忌走进的饮食陷阱

◎**避免饮酒**。饮酒对高血脂患者非常不利，高血脂患者一定不要饮酒。若实在想喝酒时，可用少量葡萄酒代替其他酒类。

对症补充营养素

维生素C有助于辅助降低血脂

维生素C虽然不能直接治疗高血脂，但可以辅助降低血脂，具体表现为：促进胆固醇转化为胆汁酸，降低血清总胆固醇水平；增加脂蛋白脂肪酶的活性，加速血清极低密度脂蛋白及甘油三酯的降解，降低血清甘油三酯水平；对抗由自由基引发的脂质过氧化反应，而脂质过氧化反应可能是促发动脉粥样硬化形成的因素之一。所以，高血脂患者在日常生活中要注意对症补充维生素C。

对症膳食推荐

什锦豆腐

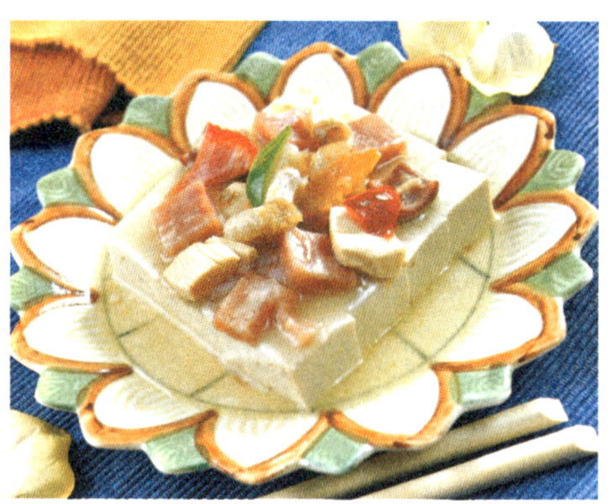

材料 嫩豆腐块300克，熟鸡肉、熟火腿、净虾仁各适量，辣椒块、胡萝卜片各少许。

调料 料酒、白糖、水淀粉各两大匙，盐、味精少许，高汤适量。

做法

❶ 豆腐块入沸水中汆烫一下备用；鸡肉、火腿均切厚片。

❷ 起油锅加热，把鸡肉片、火腿片入锅煸炒，放料酒、盐、白糖调味后加高汤和豆腐块、虾仁。

❸ 在中火上烧约5分钟，待汤汁收浓至1/3时，放入辣椒块、胡萝卜片、味精，用水淀粉勾芡，盛出即可。

养生小课堂

豆腐含有铁、钙、磷、镁等多种矿物元素，素有“植物肉”的美称。

糖尿病

糖尿病是生活中一种常见的代谢性疾病，与胰岛素分泌不足有关，其发病的主要原因是遗传和环境。另外，任何年龄段的人群均有患此病的可能。所以，调节饮食、养成良好的生活习惯，是预防及控制糖尿病的有效方法。

相关症状表现

⊙ 多饮
⊙ 多食
⊙ 多尿
⊙ 身体消瘦
⊙ 乏力

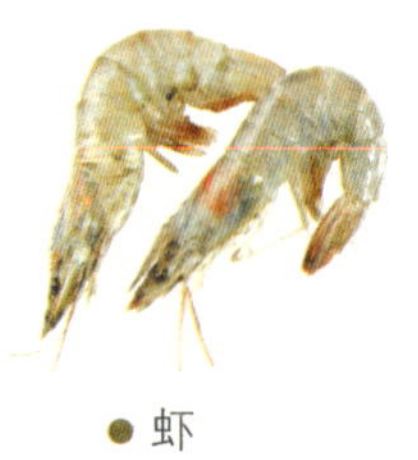

● 虾

宜吃食物推荐

◎糖尿病患者宜吃：蒜苗、胡萝卜、猕猴桃、柠檬、小米、糙米、大豆、魔芋、苦瓜、西瓜皮、冬瓜、番茄、莲藕、豆腐、牛奶、黄鳝、牛肉、鸡肉、牡蛎、鱼、贝、虾等食物。

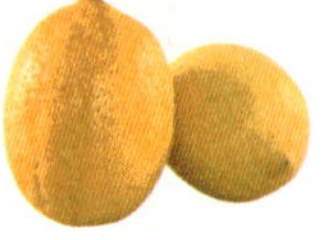

● 柠檬

魔芋	◎减少葡萄糖的吸收。 ◎降低餐后血糖，减轻胰脏的负担。
苦瓜	◎降血糖、促进糖分分解。
西瓜皮	◎清热、利尿、糖分少。

忌吃食物提醒

◎糖尿病患者忌吃：甜饼干、蛋糕、碳酸饮料、果汁、糖、蜂蜜、巧克力、蜜饯、水果罐头、冰激凌、大枣、荔枝、锅巴、爆米花、桃子、橘子、猪肝等食物。

[荔枝]

◎含有多种糖类，不利于改善糖尿病症状。

[桃]

◎因其富含糖类，所以不适宜糖尿病患者食用。

宜知的饮食原则

◎饮食要注意“二少一低一高”原则。饮食宜清淡，以少糖、少脂肪、低热量、高蛋白为原则。

◎饮食烹调要以凉拌为主，减少对钠含量较高食物的摄取。

◎平时宜吃一些低糖或无糖食品。

◎宜严格控制糖类的摄入量。

忌走进的饮食陷阱

◎忌吸烟饮酒。香烟里含的尼古丁和酒里含的酒精会使血糖升高，加重症状。

◎忌食辛辣、刺激性强的食物。

◎忌食冷性的食物、饮料。

◎忌饮食过度、偏食、挑食及过量摄取甜味食物。需要提醒的是，水果罐头的含糖量都比较高，所以，糖尿病患者在食用时一定要慎重。

对症补充营养素

人体缺铜易诱发糖尿病

最新一项研究结果表明，糖尿病虽是糖代谢紊乱引起的疾病，但人体缺铜也是糖尿病的主要诱因之一。经对大量糖尿病患者血清铜水平的调查研究显示，糖尿病患者体内的铜含量普遍低于正常人。那么，铜与糖尿病之间有何关系呢？

胰岛素是由胰岛B细胞分泌的一种蛋白质激素，是体内唯一能降低血糖的内分泌物质。铜和一些铜酶参与胰岛B细胞表面的特殊蛋白的合成，这种特殊蛋白能促进胰岛素分泌。倘若人体内铜含量严重缺乏时，该种特殊蛋白就不能足量合成，从而影响胰岛素的分泌，使人体的糖代谢发生紊乱，从而诱发或加重糖尿病病情。

另外，铜还是中枢神经的传导介质，胰岛素的分泌受到中枢神经的调节，倘若体内铜含量不足，会影响神经传递，减少胰岛素分泌，也会诱发或加重糖尿病病情。

由此可见，补铜是治疗糖尿病的方法之一，糖尿病患者可适当食用含铜较多的食物，也可以通过药剂补充，但要听从医嘱，不可自行乱补。

对症膳食推荐

醪糟泡双瓜

材料 黄瓜、冬瓜各200克，枸杞子适量。

调料 醪糟500克。

做法

❶ 黄瓜洗净，去子，切成细条；枸杞子洗净，泡软；冬瓜洗净去皮，切条，煮熟备用。

❷ 将加工处理好的所有材料放入用醪糟汁调好的汁中，浸泡2小时即可食用。

痛风

痛风是一种因嘌呤生物合成代谢增加，尿酸生成过多且（或）排泄不良而引发血中尿酸值升高，尿酸盐结晶沉积在关节滑膜、滑囊、软骨及其他组织中引起的反复发作性的炎性疾病。只要注意合理搭配食物，痛感就可有效缓解。

相关症状表现

⊙ 头痛
⊙ 关节红肿、热痛
⊙ 关节变形、失去运动功能
⊙ 发热

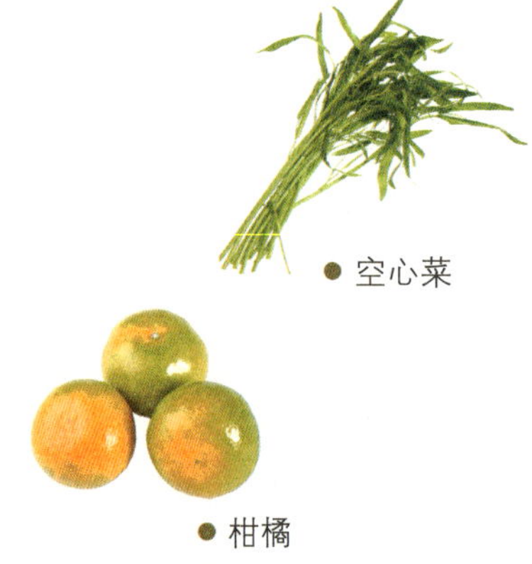

空心菜

柑橘

宜吃食物推荐

◎痛风患者宜吃：樱桃、栗子、胡萝卜、番茄、丝瓜、茼蒿、洋葱、空心菜、柑橘、桃子、西瓜、菜花、黄瓜、芹菜、葡萄、红薯、南瓜、土豆、冬瓜、梨、苹果等食物。

芹菜

冬瓜	◎利尿。 ◎促进尿酸排泄。
葡萄	◎补气血、强筋骨、利尿。 ◎促进血液循环。
菜花	◎可以通利大小便，对缓解痛风十分有益。

忌吃食物提醒

◎痛风患者忌吃：人参、辣椒、茴香、花椒、蘑菇、花生、豆腐、桂皮、胡椒、动物肝脏、猪肉、鹌鹑、鲤鱼、鳝鱼、贝类、虾、螃蟹等食物。

［动物肝脏］

◎含有大量的嘌呤，食用后会加重病情。

［螃蟹］

◎食后易动风，不利于痛风病情的控制和治疗。

宜知的饮食原则

◎烹调食物时用油要适量，最好用植物油代替动物油。

◎多喝水以促进尿酸排出。

◎食用富含糖类的米饭、馒头、面食等，可促进尿酸排出。

忌走进的饮食陷阱

◎少吃脂肪，因为脂肪可减少尿酸排出。

◎戒酒。酒精易使尿酸堆积，从而加重痛风症状。

◎限制嘌呤摄入。

对症补充营养素

泛酸、维生素E是预防及治疗痛风的良药

泛酸：泛酸是治疗痛风的有效营养素。当细胞核分解后，尿酸便会产生。倘若人体内泛酸充足，则尿酸就会转化成尿素和胺，并很快以尿液的形式被排出体外。

人们没有办法阻止身体产生尿酸，因为尿酸是身体新陈代谢所产生的废物，所以，只能通过补充泛酸的方法，尽量减少尿酸的量，以预防及缓解痛风的发生及发展。

维生素E：人体内少了泛酸会诱发痛风，缺乏维生素E同样会诱发和加重痛风病情。因为，当人体缺乏维生素E时，脂肪酸便会形成细胞的部分组织，使制造尿酸的细胞核氧化而受损，从而产生过多的尿酸，诱发或加重痛风病情。

相关研究显示，大部分人能将尿酸转化为尿素，但如果身体持续缺乏维生素E达1个月，其尿酸的分泌就会高出平常7倍。

专家指出，若在此时补充维生素E，就会使尿酸减少，及时避免痛风的发生及发展。所以，痛风患者非常有必要适量补充一些泛酸和维生素E。

对症膳食推荐

草菇炒黄瓜片

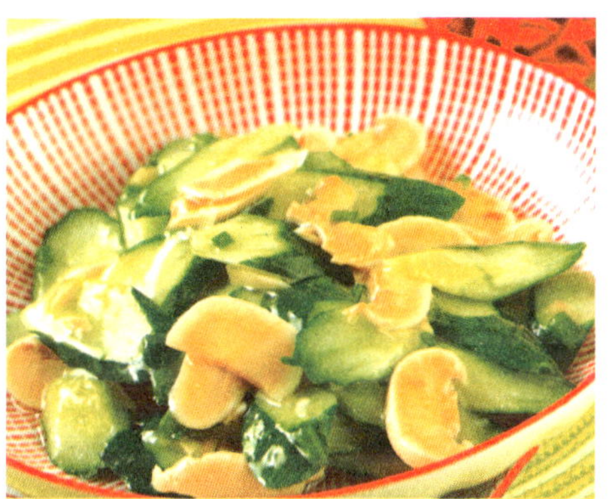

材料 黄瓜4根，草菇8个，葱末、姜末各适量。

调料 盐、鸡精、料酒、高汤各适量。

做法

❶ 草菇去蒂，洗净，切片，在沸水中汆烫一下；黄瓜洗净，切片。

❷ 油锅烧热，放入葱末、姜末爆香，加黄瓜片、草菇片翻炒。

❸ 加入高汤、料酒、盐、鸡精调味，炒熟即可。

类风湿性关节炎

类风湿性关节炎的病因至今并不十分明了，目前大部分人认为该病是人体自身免疫性疾病，也可被看作是一种慢性综合征。本病的发病率女性高于男性，女性是男性的2～3倍，欧美国家的发病率明显高于我国。专家指出，此病可通过饮食调理病情。

相关症状表现

- 关节肿
- 晨僵
- 关节畸形
- 滑膜炎
- 关节痛
- 关节功能障碍

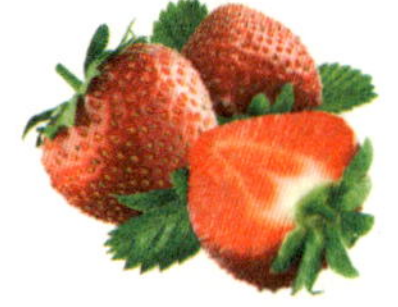

● 草莓

宜吃食物推荐

◎类风湿性关节炎患者宜吃：洋葱、胡萝卜、番茄、青椒、香蕉、草莓、柠檬、葡萄、桃子、土豆、豆制品、大蒜、蛋类、牛肉等食物。

大蒜	◎消炎、杀菌、抗氧化、散寒温通。

忌吃食物提醒

◎类风湿性关节炎患者忌吃：鸡肉、鸭肉、海带、海参、海鱼、海虾、牛奶、肥肉、花生、白酒、白糖、辣椒、芥末、桂皮等食物。

[鸡 肉]

◎能刺激体内炎症介质的释放，加重关节的肿胀和僵硬。

◎引发过敏反应。

◎引发关节炎症。

宜知的饮食原则

◎少食多餐，多吃味佳、易消化的食物。

◎类风湿性关节炎患者的日常饮食要注意科学搭配，以保证营养全面而均衡。

忌走进的饮食陷阱

◎忌暴饮暴食，饮食应以清淡为主。

◎忌食高脂肪食物。脂肪在体内氧化的过程中，会产生一种叫作酮体的化学物质，过多的酮体对关节有较强的刺激作用，会加重病情。

强直性脊柱炎

强直性脊柱炎是一种慢性发炎性疾病，主要侵犯脊柱关节及附近的肌腱、韧带等软组织，严重者脊柱钙化僵硬，使其失去原有的柔软度而形如竹竿，因此早年被称为“竹竿病”，部分病患会演变为严重的驼背。医疗的同时配合食疗效果更佳。

相关症状表现

⊙体重减轻
⊙贫血
⊙倦怠
⊙心脏异常
⊙病变处关节疼痛、关节周围肌肉有僵硬感

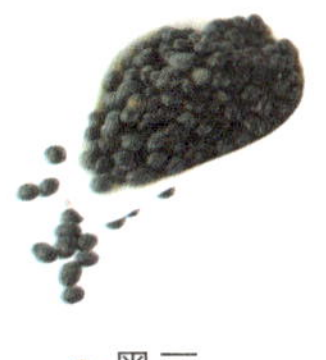

黑豆

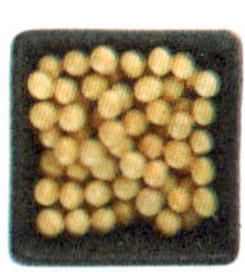

大豆

宜吃食物推荐

◎强直性脊柱炎患者宜吃：苦瓜、菠菜、青椒、芹菜、洋葱、草莓、苹果、木瓜、葡萄、大豆、黑豆等食物。

菠菜	◎易消化，含铁量丰富，有助于缓解症状。
青椒	◎含有丰富的维生素C，可补充患者所需的营养。

忌吃食物提醒

◎强直性脊柱炎患者忌吃：辣椒、咖喱、胡椒、牛肉、高盐、茶水等食物。

[辣 椒]
◎刺激性较强，对改善强直性脊柱炎症状不利。

宜知的饮食原则

◎要均衡地摄取各种营养素，以全面补充营养素，提高自身免疫能力。
◎多食用一些温热类食物，有利于疾病恢复。
◎多食用一些豆类食物和坚果对强直性脊柱炎的康复具有很好的促进作用。

忌走进的饮食陷阱

◎避免食用冰冷性食物，如冰镇饮料等，以免加重病情。
◎在治疗期间，不宜食用牛肉、羊肉和禽类。

肝胆疾病

脂肪肝

脂肪肝是因脂肪代谢紊乱，致使肝细胞内脂肪积聚过多引起的病变。中医认为，脂肪肝是由于饮食失节、过食肥腻厚味或饮酒过量使胃伤脾损，脾胃消化功能下降，引发痰湿内生、肝气失畅所致。因此，我们可以从饮食上来预防和调理此病。

相关症状表现

⊙ 食欲缺乏
⊙ 恶心
⊙ 呕吐
⊙ 肝区不适肿大
⊙ 黄疸
⊙ 蜘蛛痣

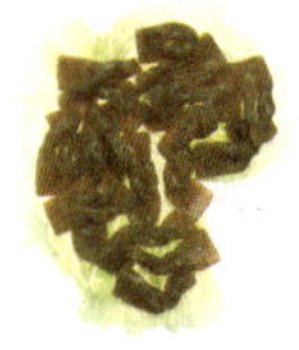
● 魔芋

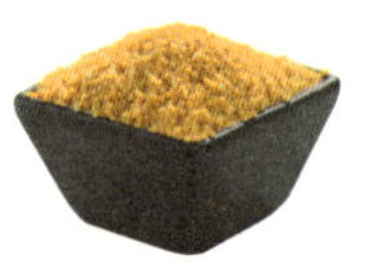
● 小米

宜吃食物推荐

◎脂肪肝患者宜吃：魔芋、豆芽、芹菜、茄子、胡萝卜、小米、玉米麸、粗麦粉、糙米、豆类、香菇、黑木耳、橄榄油、菜籽油、茶油等食物。

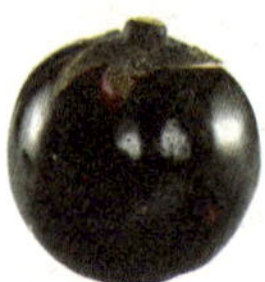
● 茄子

小米	◎能促进磷脂合成，辅助肝内脂肪的转变，对患者康复十分有益。
魔芋	◎降低血液中胆固醇的含量。 ◎净化血液。
糙米	◎富含膳食纤维，可促进胃肠蠕动，避免体内毒素停留，对缓解病情有益。

忌吃食物提醒

◎脂肪肝患者忌吃：动物内脏、烤肉串、肥肉、鱼子、鱿鱼、猪油、牛油、羊油、黄油、奶油、洋葱、酒等食物。

[酒]

◎加重肝脏负担。
◎引起酒精性肝炎。

[鱿鱼]

◎富含胆固醇，过多食用不利于脂肪肝患者对病情的控制。

宜知的饮食原则

◎主食不宜太精细，适当多吃一些粗粮

及具有降脂功效的食物。

◎一日三餐要有规律。

◎建议平时多使用植物油进行烹调，因为其中不含胆固醇。植物油中含人体必需的氨基酸，其中的饱和、单不饱和及多不饱和脂肪酸的比例适合人体需要，对脂肪肝患者有益无害。

忌走进的饮食陷阱

◎不宜食用含糖和脂肪多的食物，尽量少吃或不吃蟹黄等含“坏胆固醇”高的食物。而糖类在体内可转变为脂肪，加重脂肪肝，所以不要吃或尽量少吃甜食。

◎脂肪肝患者一定要注意不要吃过咸的食物。

◎忌过量进食零食，夜间进食不要过度追求高能量和重口味，以免引起体内脂肪过度囤积。

◎忌快速进食。进食速度过快者不易产生饱腹感，易因能量摄入过多促发肥胖症。

对症补充营养素

补充蛋白质有助于赶走脂肪肝

肥胖是导致脂肪肝的一个重要因素。其实，脂肪肝患者只要控制好饮食，合理补充蛋白质，治愈疾病是很有可能的。

专家认为，肝脏含有大量的蛋白质，也是合成一系列蛋白质的重要器官，如果蛋白质供应不足，那么肝细胞本身得不到修复，同时不能合成蛋白质来转运（把运来的东西再运到别的地方去）肝脏合成的脂肪，这样可能加重肝的损伤，出现更为严重的肝脏的炎症和肝纤维化。所以脂肪肝患者要摄取足量的蛋白质以保障人体蛋白质的供应。

不过在补充蛋白质时，需要有选择地进行补充，本着尽量不吃太过油腻的含蛋白质食物的原则，可将动物蛋白改为植物蛋白，特别是大豆蛋白，倘若想进食动物性蛋白，需尽量选择白肉，并去皮吃。

对症膳食推荐

营养蔬果汁

材料 鲜橙1个，胡萝卜、芹菜各适量。

做法

❶ 将所有材料处理干净，切小段或小片，放入榨汁机中榨成汁。

❷ 滤渣，盛入杯内即可饮用。

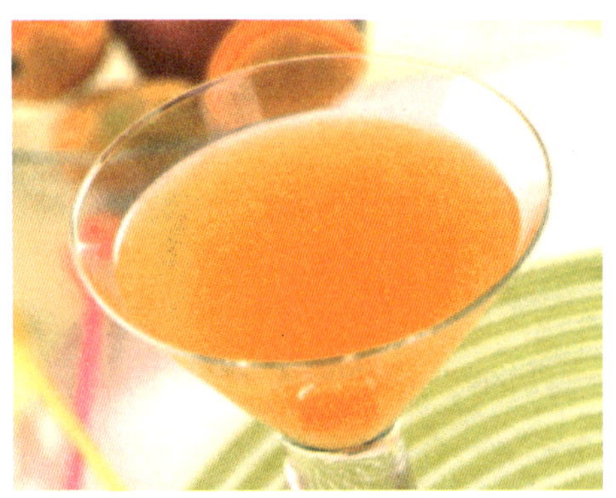

乙肝

乙肝的全称为乙型病毒性肝炎，是由乙型肝炎病毒引起的一种世界性疾病。乙肝的特点为起病较缓，以亚临床型及慢性型较常见。本病主要通过血液、母婴和性接触进行传播。不过，乙肝可以控制，以下将介绍日常饮食控制乙肝病情的方法。

相关症状表现

- ⊙ 恶心、厌油
- ⊙ 消瘦
- ⊙ 肝大
- ⊙ 腹胀
- ⊙ 黄疸
- ⊙ 肝掌
- ⊙ 蜘蛛痣
- ⊙ 全身乏力
- ⊙ 食欲缺乏

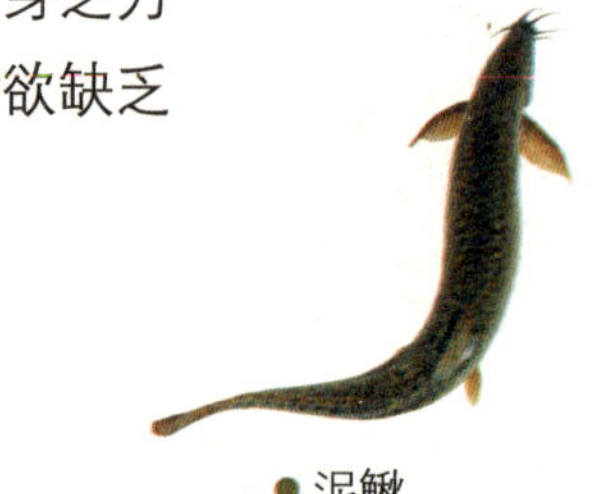

● 泥鳅

宜吃食物推荐

◎乙肝患者宜吃：芹菜、黄瓜、大白菜、圆白菜、赤小豆、薏米、椰子、鲤鱼、田螺、泥鳅等食物。

薏米	◎清热排脓、利水渗湿、补肺健脾。
黄瓜	◎清淡易于消化，非常适宜乙肝患者食用。

忌吃食物提醒

◎乙肝患者忌吃：羊肉、公鸡肉、咖啡、碳酸饮料、辛辣食品、罐头食品、牛肉等食物。

[辛辣食品]

◎生湿化热。

◎导致肝胆气机失调。

◎减弱消化功能。

[罐头食品]

◎含有防腐剂，对肝脏有一定的损害作用。

宜知的饮食原则

◎常吃一些富含维生素的食物。

◎重视饮食卫生，减少外出就餐次数。

忌走进的饮食陷阱

◎忌饮酒。

◎忌吃含糖过多的食物。因为人体的三大物质代谢的主要场所就是肝脏，如果患乙肝后还食用大量含糖食物，会增加肝脏的负担。

肝硬化

肝硬化是临床常见的慢性进行性肝病，是由一种或多种病因长期或反复作用形成的弥漫性肝损害。具体表现为肝细胞弥漫性变性坏死，继而出现纤维组织增生和肝细胞结节状再生。肝硬化患者如果注意饮食调节，可达到缓解病情的效果。

相关症状表现

⊙ 腹胀
⊙ 食欲缺乏
⊙ 下肢水肿
⊙ 面黄
⊙ 消瘦
⊙ 乏力
⊙ 出血倾向及贫血

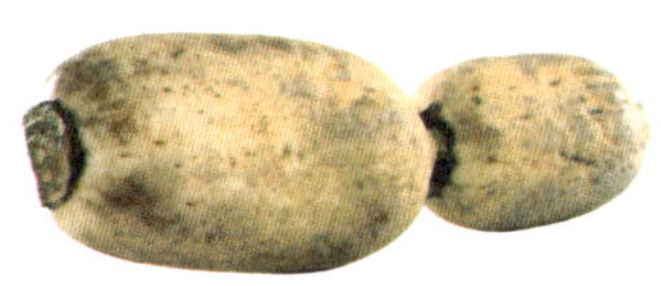

● 莲藕

宜吃食物推荐

◎肝硬化患者宜吃：莲藕、白菜、萝卜、白扁豆、小米、玉米、大麦、黑豆、绿豆、豌豆、豆腐、蛋、奶、瘦肉等食物。

豆腐	◎为患者提供蛋白质，修复受损的肝脏。但是，在患者出现肝昏迷时，要绝对忌食豆腐等蛋白质食物。
玉米	◎富含膳食纤维，可以促进胃肠蠕动，预防体内产生毒素。

忌吃食物提醒

◎肝硬化患者忌吃：沙丁鱼、鲭、秋刀鱼、金枪鱼、鸡排、排骨等食物。

[沙丁鱼]

◎所含的二十碳五烯酸在人体代谢后产生的前列环素可抑制血小板聚集，降低肝硬化患者的血小板凝集功能，进而引起出血。

宜知的饮食原则

◎饮食多样化。肝硬化患者的食欲和消化能力都较差，对各种营养成分的吸收率降低，饮食应尽可能多样化。

忌走进的饮食陷阱

◎忌饮酒及一切含酒精的饮料。

◎忌吃或少吃各种含铅和添加剂的罐头及其他食品。

胆结石

胆囊中储存有肝脏分泌的胆汁，而胆结石是由胆汁内无机盐等杂质沉淀形成的小固态物，是结晶状物质，主要沉积于胆囊、胆总管、肝内胆管中，往往会导致胆管的某一部分梗阻而引起疼痛。

相关症状表现

⊙ 突发性右上腹疼痛

⊙ 恶心、呕吐

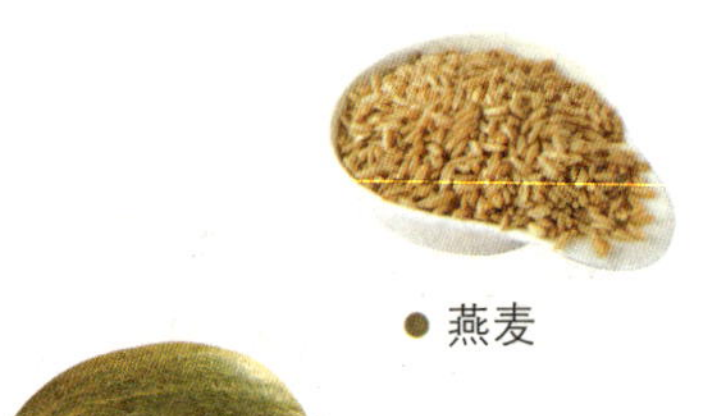

● 燕麦

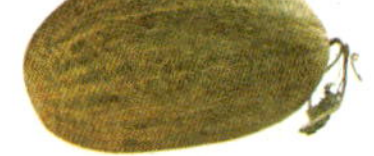

● 哈密瓜

宜吃食物推荐

◎胆结石患者宜吃： 生姜、胡萝卜、南瓜、春笋、油菜、番茄、菠菜、哈密瓜、杧果、石榴、苹果、木瓜、葡萄柚、玉米、燕麦、瘦猪肉、兔肉、鸡肉、鱼、虾等食物。

● 杧果

油菜	◎富含膳食纤维，可以减少机体对脂类的吸收。 ◎促进胃肠蠕动，可减轻胆脏负担。
乌梅	◎所含成分可促进胆汁分泌，并能松弛胆管括约肌，对缓解患者不适十分有益。
哈密瓜	◎含有大量的维生素A，对改善胆结石有一定的辅助作用。

忌吃食物提醒

◎胆结石患者忌吃： 肥猪肉、羊肉、鸭肉、碳酸饮料、油酥点心、花椒、胡椒、咖喱粉、杨梅、洋葱、辣椒等食物。

[杨 梅]

◎所含酸性成分会刺激肠胃，导致胆囊收缩，加重疼痛程度。

[碳酸饮料]

◎会刺激胆囊，引起胆结石患者出现各种不适症状。

宜知的饮食原则

◎宜多吃一些膳食纤维含量丰富的食物，以保持大便通畅。

◎口味尽量清淡，调料应有所节制。避免食用加工食品和高糖分的食物。

◎用植物油炒菜，做菜以炖、烩、蒸为主。

◎保持一日三餐规律饮食。不规则饮食会使胆囊内的胆汁过渡浓缩而产生结晶。另外，没有胆汁也会生成结石。

◎胆结石患者需大量饮水，每天饮水2200～2700毫升为宜。

忌走进的饮食陷阱

◎**忌节假日或亲友聚会时大吃大喝。**因为暴饮暴食会促使胆汁大量分泌，而胆囊强烈的收缩又会引起胆囊发炎、局部绞痛等，非常不利于胆结石患者的康复。

对症补充营养素

胆结石患者需注意补钙

现代医学认为，钙在体内的代谢平衡是由一个“钙代谢稳定系统”控制的。当人体缺钙时，首先表现为血浆低钙。为维持各种生理功能的正常运行，机体不得不动用骨骼中贮存的钙，此时“钙代谢稳定系统”既要维持血浆中钙的正常浓度，又要维持骨骼中钙的正常含量，往往是顾此失彼，发生代谢紊乱。骨骼中的钙大量流失到血液中，在尿道、胆管等位置经多种因素作用下形成结石。

由结石形成的过程可以看出，并非是因人体内钙含量过高而造成沉积形成结石，而是因人体内严重缺钙，导致血钙过低引起钙离子代谢紊乱、异常迁徙而形成了结石。因此，专家建议胆结石患者，要注意补钙，以免引发骨质疏松等一系列缺钙病症，但补什么样的钙及怎样补充等相关问题，需向医生咨询后再实施。

对症膳食推荐

鲜虾哈密瓜汤

材料 净虾仁100克，哈密瓜1个，胡萝卜丁50克，净青豆少许。

调料 素高汤、盐各适量。

做法

❶ 选圆形哈密瓜1个洗净，在1/6处切取一块作为瓜盅之盖并挖空果肉，果肉切丁备用。

❷ 锅内放入素高汤烧沸，加虾仁、青豆、胡萝卜丁、哈密瓜丁，以大火煮约10秒后盛出备用。

❸ 将煮好的东西装入哈密瓜盅里，加盐调味，置蒸锅上以大火蒸8分钟即可。

胆囊炎

胆囊炎是最常见的胆囊疾病，分为两种，即慢性胆囊炎和急性胆囊炎。慢性胆囊炎多是急性胆囊炎迁延或由胆结石刺激引起的慢性炎症。在日常生活饮食中，胆囊炎患者应当吃什么，怎样吃，以下将做详细介绍。

相关症状表现

[慢性胆囊炎]

⊙ 餐后上腹饱胀

⊙ 右上腹隐痛

[急性胆囊炎]

⊙ 发热

⊙ 恶心、呕吐

⊙ 黄疸

⊙ 腹痛

宜吃食物推荐

◎急慢性胆囊炎患者均宜吃：白萝卜、胡萝卜、茄子、荸荠、青菜、冬瓜、丝瓜、番茄、苹果、西瓜等食物。

胡萝卜	◎含有大量的维生素A，有助于修复病变的胆管。

忌吃食物提醒

◎急慢性胆囊炎患者均忌吃：动物内脏、肥肉、冷饮、蛋糕、芥末、花生、柠檬等食物。

[柠檬]

◎所含的酸性成分，会刺激胃肠道分泌胆囊收缩素，导致胆囊收缩，可能会引发胆绞痛。

宜知的饮食原则

◎少食多餐，每天5～6餐。

◎每天要补充足够的水分。

忌走进的饮食陷阱

◎忌饮食不洁。

◎忌饮烈性白酒。饮烈性白酒极易加重病情。

◎忌暴饮暴食。胆囊的胆总管和胰腺的胰管，共同开口在十二指肠大乳头。暴饮或暴食，会使胰腺过多分泌胰液。若胰液反流入胆囊，就会发生胆绞痛。